임신당뇨병,
걱정하지 마세요!

집필진

오수영(삼성서울병원 산부인과 교수)
김재현(삼성서울병원 내분비-대사내과 교수)
진상만(삼성서울병원 내분비-대사내과 교수)
김지윤(삼성서울병원 내분비-대사내과 전임의)
심강희(삼성서울병원 당뇨병전문간호사)
김선영(삼성서울병원 당뇨병교육간호사)
이혜미(삼성서울병원 당뇨병교육간호사)
김지영(삼성서울병원 임상영양사)
정승재(삼성서울병원 운동처방사)
구미현(삼성서울병원 사회복지사)

감수

허규연(삼성서울병원 내분비-대사내과 교수)
이유빈(삼성서울병원 내분비-대사내과 교수)
김규리(삼성서울병원 내분비-대사내과 교수)
이현정(삼성서울병원 임상영양사)

임신당뇨병, 걱정하지 마세요!

초판 1쇄 발행 2023년 10월 20일

지은이	삼성서울병원 당뇨병센터 · 산부인과
펴낸이	문영섭
펴낸곳	도서출판 마루
교정·교열	임정은
편집	심강희
등록	제2013-000088호
주소	서울시 영등포구 선유로9길 10, SKV1센터 1021호
전화	02-6959-2034 팩스 02) 325-3270
메일	marulink@naver.com

값 18,000원
ISBN 979-11-92285-13-9 13510

* 잘못된 책은 바꿔드립니다.
* 이 책은 저자와의 계약에 의해 도서출판 마루에서 발행합니다.

임신당뇨병 슬기롭게 관리하는 법

임신당뇨병, 걱정하지 마세요!

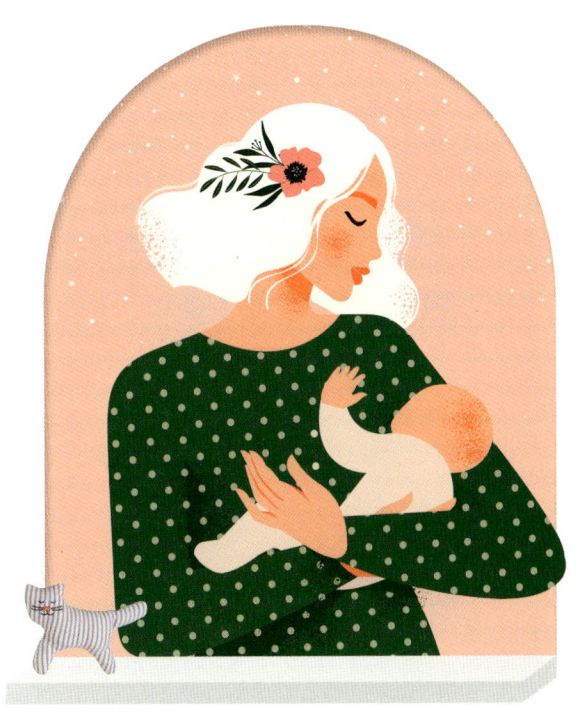

삼성서울병원 당뇨병센터 · 산부인과 지음

도서출판 마루

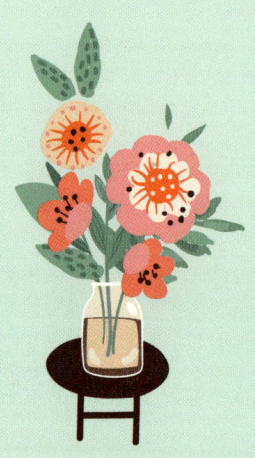

머리말

최근 점점 증가하고있는 임신당뇨병 관리를 위해 당뇨병센터에서는 산부인과와 함께 '임신당뇨병, 걱정하지 마세요! (임신당뇨병 슬기롭게 관리하는법)' 책자를 발간하게 되었습니다. 임신이 되면 여러가지 호르몬 변화로 인해 인슐린 요구량이 2~3배까지 늘어나게 됩니다. 따라서 췌장의 인슐린 분비능이 충분하지 않은 경우에 임신당뇨병이 발생하게 되고 안타깝지만 국내에서도 임신당뇨병의 유병률이 점점 증가하고 있습니다.

임신중 당뇨병 관리를 잘 한다는 것은 산모와 태아의 건강을 지키는 가장 중요한 방법입니다.

이번 책에서는 임신당뇨병의 진단부터 분만 후 관리까지 반드시 알아야 할 다양한 지식을 다루었고, 흔히 궁금해하시는 질문들에 대해서는 Q & A 형식으로 상세히 소개하였습니다. 또한 연속혈당측정기를 이용해서 혈당 패턴을 자세히 파악하고 혹시 인슐린이 필요한 경우라도 임신 중 혈당 목표에 좀 더 완벽하게 도달할 수 있는 방법을 자세하게 소개하였습니다.

이 책을 읽는 모든 산모분들과 가족분들이 건강하고 예쁜 아기를 만나기를 기원하면서 집필에 수고해주신 모든 선생님들의 노고에 진심으로 감사드립니다.

삼성서울병원 내분비–대사내과
김재현 교수

차례

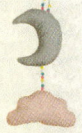

- 머리말 … 5

CHAPTER 1. 임신당뇨병의 이해

- 임신당뇨병이란? … 10
- 임신당뇨병은 왜 생기는 걸까요? … 11
- 임신당뇨병 검사는 언제 받나요? … 12
- 임신당뇨병의 유병률은? … 13
- 임신당뇨병의 진단 과정은? … 14
- 임신당뇨병의 증상은? … 15
- 임신당뇨병이 산모에게 미치는 영향은? … 16
- 임신당뇨병이 태아에게 미치는 영향은? … 17
    Q & A … 18

CHAPTER 2. 임신 중 당뇨병 관리를 잘한다는 것은?

- 정상적인 혈당 유지 … 22
- 바람직한 체중 증가 … 26
- 케토산증 예방 … 31
    Q & A … 35

CHAPTER 3. 임신당뇨병 관리는 어떻게 하나요?

- 식사조절 잘 하기 … 39
- 규칙적으로 운동하기 … 63
- 혈당측정하기 … 81
- 임신 중 마음 관리하기 … 97
- 필요한 경우 인슐린 치료하기 … 103
- 정기검진받기 … 139

CHAPTER 4. 분만 및 분만 후 관리는 어떻게 하나요?

- 분만 … 144
- 분만 후 관리 … 145
- 모유 수유 … 146
- 분만 후 당뇨병 예방하기 … 153
- 다음 임신을 위한 Tip … 156

별첨1

- 임신부를 위한 사회복지 혜택(2023년 기준) … 159

별첨2

- 임신당뇨병이 있었던 산모의 임신 결과
  (삼성서울병원 연구 결과 소개) … 165

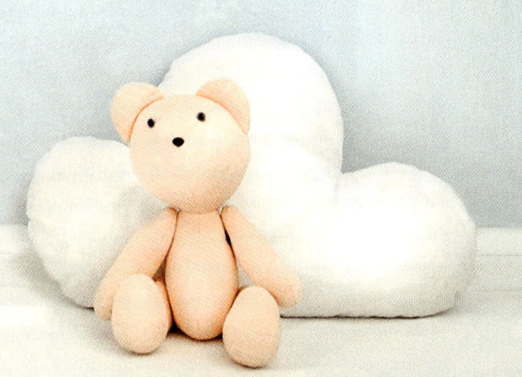

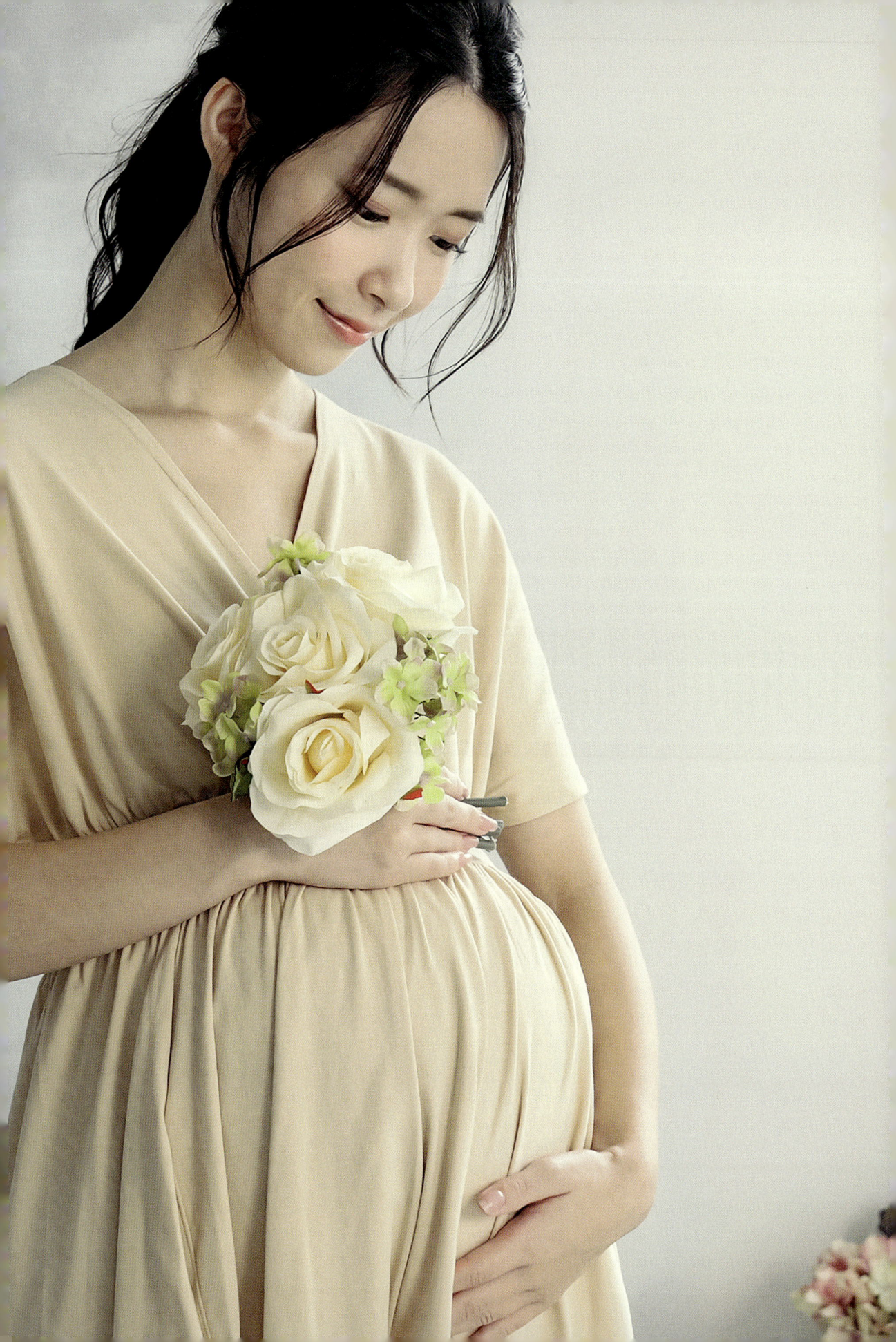

CHAPTER 1
임신당뇨병의 이해

임신당뇨병은 임신 중 처음으로 혈당이 올라간 것이 진단된 경우를 말하며 임신당뇨병을 진단받았다 해서 당장 당뇨병 환자가 되는 것을 의미하는 것은 아닙니다. 그러나 관리를 소홀히 하면 임신부와 태아에게 여러가지 문제를 일으킬 수 있으므로 임신당뇨병에 대해 올바로 알고 이해하는 것이 필요합니다.

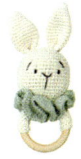

임신당뇨병이란? • 임신당뇨병은 왜 생기는 걸까요?
임신당뇨병 검사는 언제 받나요? • 임신당뇨병의 유병률은?
임신당뇨병의 진단 과정은? • 임신당뇨병의 증상은?
임신당뇨병이 산모에게 미치는 영향은?
임신당뇨병이 태아에게 미치는 영향은?
Q & A

임신당뇨병이란?

임신당뇨병은 '임신 중에 처음 발견된 당뇨병'으로 정의됩니다. 임신당뇨병이 있는 대부분의 임신부의 경우 특별한 증상이 없습니다.

사실 이 중에는 임신 전에 원래 당뇨병이 없었고 임신 후 '임신당뇨병'이 새로 생기는 경우도 있지만 임신 전에 원래 당뇨병이 있었는데 이를 모르고 있다가 임신 중 처음으로 '당뇨병'인 것을 알게되는 경우도 포함될 수 있습니다.

예를 들어서 임신 중에 공복 혈당이 126 mg/dL 이상이거나 당화혈색소(HbA1c)가 6.5% 이상이거나 식사와 무관하게 혈당이 200 mg/dL을 넘는 경우에는 임신 중에 발생한 당뇨병이라기보다는 임신 이전부터 당뇨병이 있었는데 진단되지 않았을 가능성이 높습니다. 이러한 경우를 진성 당뇨병(overt DM)이라고 합니다.

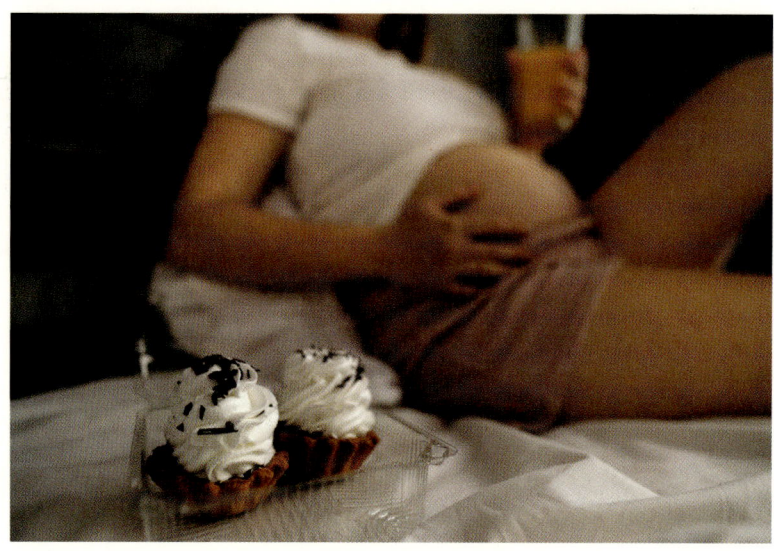

임신당뇨병은 왜 생기는 걸까요?

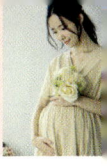

임신을 하면 우리 몸에는 임신과 관련된 호르몬이 증가하게 되고 이로 인해 여러가지 변화를 겪게 됩니다. 임신 중 혈당은 비 임신의 시기와 비교하여 식후 혈당이 더 오르게 되는데 이는 태아에게 포도당을 공급하기 위한 생리적인 변화로 이해됩니다. 또한 공복 시에는 혈당이 더 떨어지게 되기에 산모들이 배고픔을 빨리 느끼게 되는 이유입니다.

임신당뇨병은 이러한 '식후 혈당의 증가'가 우리 몸에서 과장되게 반응하면서 산모의 혈당이 더 오르게 되는 것이며, 결과적으로 태아에게 과다한 포도당이 공급되어 '거대아' 등 불량한 임신 예후와 연관될 수 있기에 '임신당뇨병'으로 정의하게 된 것입니다.

구체적으로 임신 기간 동안에 태반에서 분비되는 호르몬 중 락토젠, 에스트로젠, 프로제스테론이라는 호르몬들은 인슐린 저항성을 나타내어 혈당을 오르게 하는 작용을 합니다. 정상 임신에서는 증가된 인슐린 저항성에 대해 췌장에서 인슐린 분비를 증가시킴으로 대응하는데 임신당뇨병의 경우 인슐린 요구량이 충분히 보충되지 못하기 때문에 혈당이 오르게 됩니다. 이러한 인슐린 저항성은 임신 후반기에 증가하고 혈당 또한 이때 가장 많이 상승합니다.

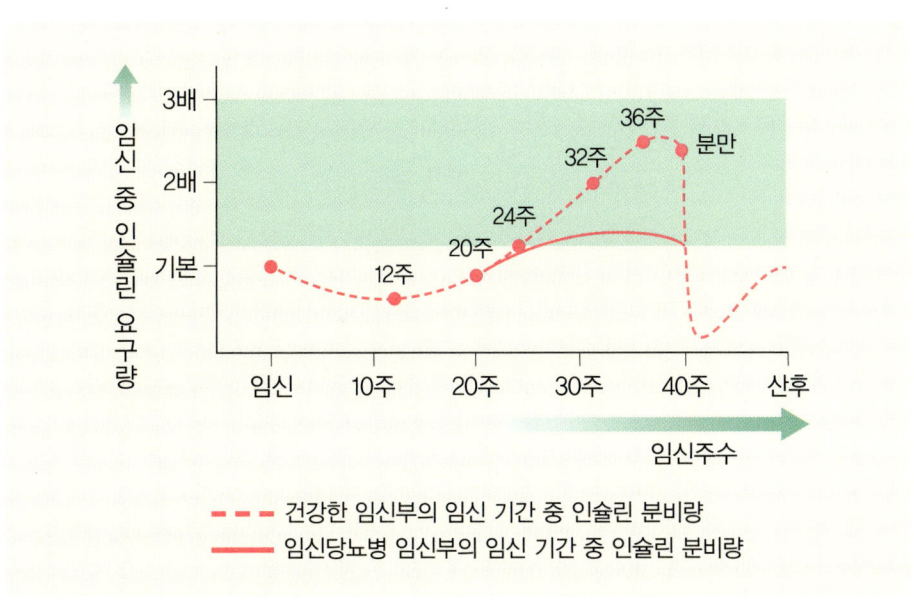

임신당뇨병 검사는 언제 받나요?

보통 임신당뇨병의 진단 검사는 인슐린 저항성이 증가하는 24~28주 사이에 시행합니다. 그러나 미국산부인과학회에서는 임신당뇨병의 위험 인자로써 다음을 제시하였고, 임신 전 체질량지수가 25 kg/m^2 이상(아시안의 경우는 23 kg/m^2 기준)이면서 아래의 위험 요인들 중 하나 이상 해당되는 경우 임신당뇨병에 대한 검사를 가급적 임신 초기에 받을 것을 권장하였습니다.[1] 따라서 다음의 경우는 가급적 임신 초기에 임신당뇨병에 대한 검사를 받는 것이 좋습니다.

- ✅ 당뇨병의 가족력
- ✅ 이전 분만에서 4 kg 이상의 신생아 출산
- ✅ 이전 임신에서 임신당뇨병 진단
- ✅ 고혈압
- ✅ 고지혈증: 중성지방(Triglyceride, TG)이 250 mg/dL 이상
  또는 좋은 콜레스테롤(HDL)이 35 mg/dL 미만
- ✅ 당화혈색소(HbA1c) 5.7% 이상
- ✅ 내당능장애의 진단 또는 공복 혈당 상승의 과거력
- ✅ 심혈관계 질환의 과거력
- ✅ 체질량지수 40 kg/m^2 이상

* 임신 초기 검사에서 정상으로 나온 경우에는 다른 산모와 동일하게 임신 24~28주에 임신당뇨병에 대한 검사를 다시 받게 됩니다.

참고 문헌 1. ACOG Practice Bulletin No. 190: Gestational Diabetes Mellitus. Obstet Gynecol. 2018 Feb;131(2):e49-e64.

임신당뇨병의 유병률은?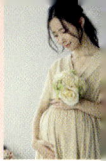

임신당뇨병의 유병률은 인종 및 검사 방법에 따라 다양합니다. 최근 연구를 보면 임신당뇨병 유병률은 전세계적으로 14~16.5% 정도입니다. 우리나라 임신당뇨병 유병률은 1990년대에 1.7~3.9%였으나 매년 1~2% 증가하여 2011년에는 9.5%, 2012~2017년에 11.1%로 보고되었고, 2020년 보건의료 빅데이터 개방 시스템 자료에 의하면 19.4%로 조사되었습니다.

임신당뇨병 유병률은 연령에 따라 급격히 증가하여 고령 임신부에서 높게 나타났습니다. 우리나라의 임신당뇨병은 만혼으로 인한 고령 산모 비율 증가, 비만 인구 증가 등으로 더욱 늘어날 수 있습니다.

"결론적으로 우리나라 산모 10명 중 1~2명은 임신당뇨병으로 진단 받기에 임신당뇨병에 대한 이해와 관리는 중요하다고 할 수 있겠습니다."

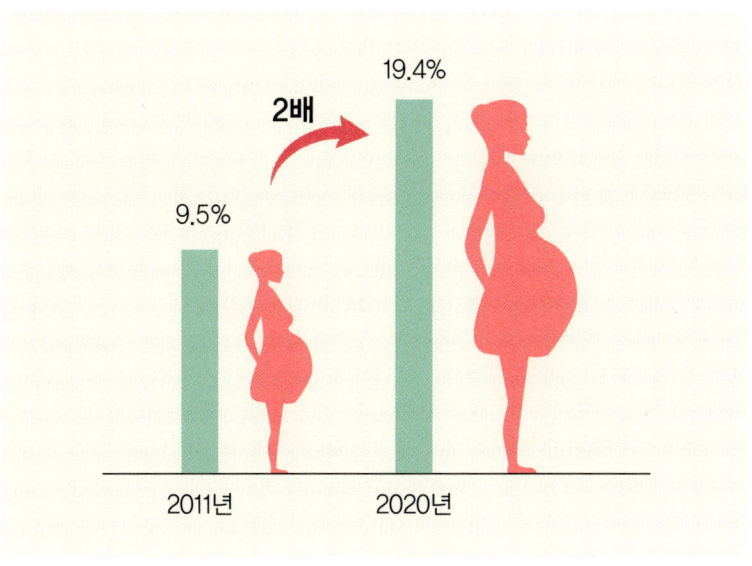

임신당뇨병의 진단 과정은?

임신당뇨병을 진단하는 방법에는 1단계 검사법과 2단계 검사법 두 가지가 있습니다.

1단계 검사법은 공복 후 75 g 경구 당부하검사를 하는 방법입니다.

1단계 검사법은 한 번에 검사가 끝나는 장점이 있지만 모든 산모가 공복 후 검사를 받아야 하는 현실적인 어려움이 있을 수 있고, 진단 기준이 100 g 경구 당부하검사보다 낮기 때문에 더 많은 사람이 임신당뇨병으로 진단되는 단점이 있을 수 있습니다.

실제로 미국 연구에 따르면 75 g 경구 당부하검사를 시행하면 임신당뇨병의 유병률이 6~7%에서 18%로 3배 가까이 증가되는 단점이 있을 수 있다고 보고되기도 하였습니다.

2단계 검사법은 공복과 무관하게 50 g 경구 당부하검사를 먼저 시행하고 혈당이 140 mg/dL 이상(고위험군인 경우에는 130 mg/dL를 기준으로 잡기도 함)인 경우, 공복 후 100 g 경구 당부하검사를 하는 방법입니다.

우리나라는 아직까지는 2단계 검사법을 시행하는 병원이 더 많습니다. 검사 방법에 따른 임신당뇨병의 진단 기준은 다음과 같습니다.

	100 g 경구 당부하검사	75 g 경구 당부하검사	나의 검사 결과
공복 혈당	95 mg/dL 이상	92 mg/dL 이상	
식후 1시간	180 mg/dL 이상	180 mg/dL 이상	
식후 2시간	155 mg/dL 이상	153 mg/dL 이상	
식후 3시간	140 mg/dL 이상		

- 100 g 경구 당부하검사 : 4개의 수치 중 2개 이상 높은 경우 임신당뇨병 진단
- 75 g 경구 당부하검사 : 3개의 수치 중 1개 이상 높은 경우 임신당뇨병 진단

임신당뇨병의 증상은?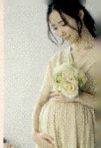

임신당뇨병은 대부분 증상을 일으키지 않아 검사 중에 혈당 수치로 임신당뇨병을 알게 됩니다.
간혹 혈당 수치가 너무 높으면 다음과 같은 증상이 나타날 수 있습니다.

- 소변을 자주 많이 봄
- 갈증
- 배고픔을 자주 느끼고, 과식함
- 식후에 졸리고, 피곤함

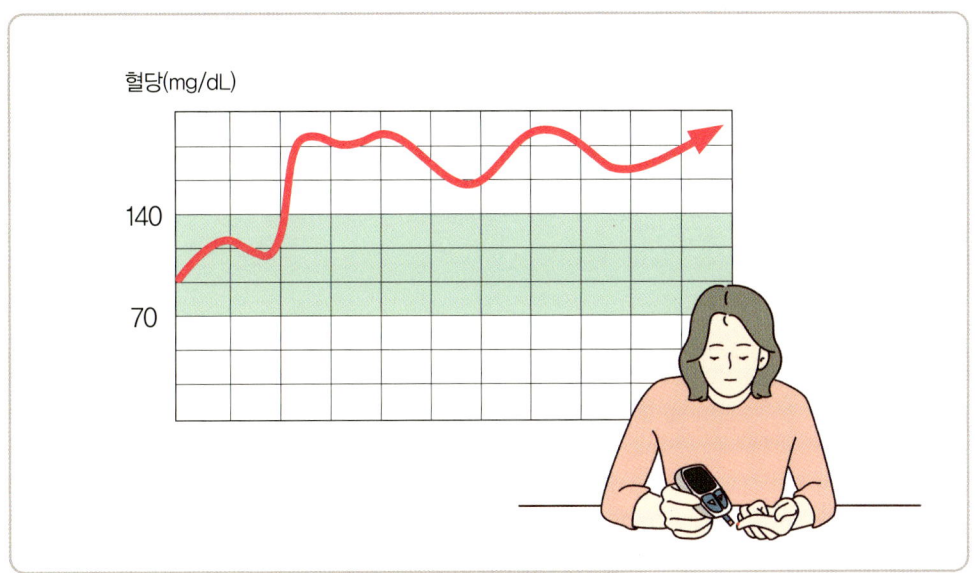

임신당뇨병이 산모에게 미치는 영향은?

임신당뇨병은 산모와 태아에게 많은 영향을 미칩니다. 그러나 혈당 관리가 잘 되는 경우에는 그 영향은 충분히 줄어들 수 있습니다. 혈당 조절이 안되는 경우 다음과 같은 위험들이 증가하므로 철저한 관리가 필요합니다.

- 제왕절개 수술률의 증가
  체중이 4 Kg 이상의 거대아를 분만하게 될 확률이 2배 높고, 이로 인해 분만 시 태아가 산도를 빠져나오기 어렵기 때문에 제왕절개술의 가능성이 높습니다.

- 고혈압성 질환의 증가
  혈당이 높은 경우 임신중독증 등 임신 중 고혈압성 질환의 위험도가 증가합니다. 반대로 혈당이 잘 조절되는 경우, 이 위험도는 감소합니다.

- 감염 발생 위험 증가
  일반적으로 혈당이 높은 경우, 수술 부위 감염의 위험도가 증가합니다.

- 양수과다증
  과다한 양수는 자궁을 긴장시키기 때문에 조기 진통을 유발할 수 있습니다. 조기 진통은 조산의 가능성을 높입니다.

임신당뇨병이 태아에게 미치는 영향은?

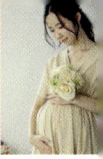

일반적으로 혈당 조절이 안되는 경우 임신당뇨병이 태아에 미치는 영향은 다음과 같습니다.

- 거대아
  고혈당은 태아의 성장을 촉진시켜 제 주수보다 태아가 커질 수 있습니다. 특히 태아의 배 둘레가 아기의 머리 둘레보다 주수에 비하여 큰 경우는 분만 시 쇄골 골절 및 팔신경얼기 손상의 가능성이 증가됩니다.

- 신생아 호흡곤란증후군
  혈당이 잘 조절되지 않은 경우 아기는 폐성숙이 저하될 수 있습니다. 따라서 만삭 분만임에도 불구하고 신생아의 자발 호흡이 부족하여 신생아 중환자실에 입원할 가능성이 증가합니다.

- 신생아 저혈당, 고빌리루빈혈증, 저칼슘혈증, 적혈구 증가증이 증가합니다.

- 자궁내 태아 사망이 증가합니다.

- 장기적으로 사춘기 비만, 당뇨병 위험 증가
  임신당뇨병은 1형당뇨병(소아 당뇨병)과는 연관이 크지 않습니다. 하지만 임신 기간 중 혈당 조절이 잘 되지 않을 경우, 소아 비만 또는 사춘기 비만으로 이어지거나 2형당뇨병의 발생 위험이 증가합니다.

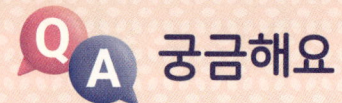 궁금해요

임신당뇨병 관련 흔한 질문과 답변을 아래에 요약하였습니다.

Q 첫째 임신 때 임신당뇨병이 있었기에 두 번째 임신이 걱정됩니다. 재발율은 어떤지요?

A 첫째 임신 때 임신당뇨병이 있었던 경우 다음 임신에서 임신당뇨병의 재발 확률은 약 40%입니다.[1] 그러나 이 재발율은 개개인에 따라 다릅니다. 일반적으로 나이가 많은 경우, 임신 전 체중이 많이 나갔던 경우, 임신 중 체중 증가가 많았던 경우, 출산 후 공복 혈당이 높게 나왔던 경우 재발율이 높습니다. 또한 이전 임신에서 인슐린을 사용이 필요했던 경우가 그렇지 않은 경우 보다 6.3배 재발율이 증가합니다.[2]

Q 두 번째 임신에서 재발율을 낮출 수 있는 방법이 있을까요?

A 한 연구에 따르면 임신 전 체질량지수가 25 g/m² 이상이었던 경우, 만약 출산 후 체중조절을 통하여 체질량지수를 2단위 감소시키면 (예: 26 kg/m² ⋯▸ 24 kg/m²), 체질량지수의 변화가 없는 경우보다 임신당뇨병의 재발을 4분의 1로 감소시킬 수 있다고 합니다. 반대로 두 번째 임신에서 체질량지수가 2단위 증가한다면 변화가 없는 경우보다 재발율이 2배 이상 증가합니다.[3]

참고 문헌 1. Kwak SH, Kim HS, Choi SH, Lim S, Cho YM, Park KS, Jang HC, Kim MY, Cho NH, Metzger BE. Subsequent pregnancy after gestational diabetes mellitus: frequency and risk factors for recurrence in Korean women. Diabetes Care. 2008 Sep;31(9):1867-71.

참고 문헌 2. Schwartz N, Nachum Z, Green MS. Risk factors of gestational diabetes mellitus recurrence: a meta-analysis. Endocrine. 2016 Sep;53(3):662-71.

참고 문헌 3. Ehrlich SF, Hedderson MM, Feng J, Davenport ER, Gunderson EP, Ferrara A. Change in body mass index between pregnancies and the risk of gestational diabetes in a second pregnancy. Obstet Gynecol. 2011 Jun;117(6):1323-1330.

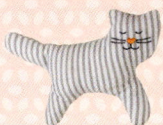

Q 소변에 당이 빠졌는데 임신당뇨병 아닌가요?

A 임신 중에는 신장의 생리적 변화(사구체 여과율의 증가 및 신장에서 당의 재흡수 감소)로 인하여 정상적으로도 소변에 당이 빠지는 경우가 약 6명 중 1명에서 발생합니다. 따라서 임신 중 소변에 당이 빠진다고 해서 바로 임신당뇨병으로 진단되는 것이 아니고, 혈당이 높은 경우가 임신당뇨병에 해당합니다. 결론적으로 소변에 당이 빠졌지만 혈당이 정상인 경우는 정상입니다.

Q 인슐린 주사를 맞으면 나중에 당뇨병으로 갈 확률이 높아진다면서요?

A 인슐린 주사 자체 때문에 추후 당뇨병을 '유발'하는 것이 아니라 인슐린 주사를 요구하는 상태 자체가 식사 및 운동으로 조절되는 당뇨병에 비하여 '심한 당뇨병을 의미'하기 때문에 추후 당뇨병의 유병률이 증가하게 되는 것입니다.

Q 임신당뇨병에서 인슐린을 쓰면 분만 후에도 계속 인슐린 주사를 맞아야 하는 건가요?

A 그렇지 않습니다. 임신당뇨병은 분만 후 태반이 떨어지고 호르몬 변화가 정상화되면서 호전되어 인슐린을 맞을 필요가 없어지는 경우가 더 많습니다. 또한 출산 후에는 혈당의 목표치도 임신 기간에 비교하여 현저히 완화되기 때문에, 일반적으로 임신 기간과 같은 철저한 혈당 관리가 필요하지는 않습니다. 다만, 출산 후 약 4~12주 정도에 혈액 검사(75 g 당부하검사)를 통한 추적 관찰은 반드시 필요합니다.

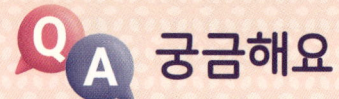 궁금해요

Q 임신 초기에 단 것을 많이 먹어서 임신당뇨병이 된 것은 아닐까요?

A 단 음식을 먹어서 임신당뇨병이 발생하는 것은 아닙니다. 하지만 일단 임신당뇨병으로 진단이 된 후에는 당뇨병 교육을 받고 올바른 식사요법을 실천해야 합니다.

Q 초음파 검사는 얼마나 자주해야 하나요?

A 임신당뇨병이 동반된 경우 일반적으로 2~4주 간격으로 태아의 성장을 평가합니다. 이 때 아기의 예상 체중뿐만 아니라 태아의 복부 둘레가 주수에 비하여 크지 않은지를 살피는 것이 중요합니다.

Q 임신당뇨병을 조절 중인데 아기가 주수에 비해 작다고 해요. 어떻게 조절해야 할까요?

A 일반적으로 임신당뇨병이 동반된 경우, 아기는 주수에 비하여 커지는 경우가 더 많지만, 마른 체형의 산모 또는 오래 지속된 당뇨병은 오히려 태아의 성장을 더디게 하는 경우도 있습니다. 초음파에서 태아의 성장이 더디거나 또는 태아의 복부 둘레가 주수에 비하여 작은 경우에는 혈당 조절을 다소 완화하는 것이 도움되는 것으로 권장되었습니다.[4]

Q 언제 병원에 가야 하나요?

A 정기적인 방문 시기에 맞추어 산부인과를 방문하는 것은 기본적으로 중요하며, 태동 감소(예, 태동이 반 이하로 감소하는 경우)가 느껴지는 경우에는 바로 병원에 추가적으로 방문하는 것이 좋습니다.

참고 문헌 4. Metzger BE, Buchanan TA, Coustan DR, de Leiva A, Dunger DB, Hadden DR, Hod M, Kitzmiller JL, Kjos SL, Oats JN, Pettitt DJ, Sacks DA, Zoupas C. Summary and recommendations of the Fifth International Workshop-Conference on Gestational Diabetes Mellitus. Diabetes Care. 2007 Jul;30 Suppl 2:S251-60.

CHAPTER 2
임신 중 당뇨병 관리를 잘한다는 것은?

_____ 님은 임신당뇨병 진단을 받고 "어떻게 관리하면 태아에게 나쁜 영향을 주지 않을까?", "건강한 아기를 출산하기 위해서는 무엇을 해야 될까?"에 대하여 생각해 보셨을 것입니다.

임신당뇨병 관리를 잘한다는 것은 바로 자신과 아기를 보호하는 것입니다. 이러한 임신부와 가족들의 간절한 바람은 정상적인 혈당 유지, 바람직한 체중 증가, 케토산증 예방을 통해 이루어질 수 있습니다.

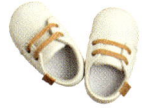

정상적인 혈당 유지 • 바람직한 체중 증가 • 케토산증 예방

Q & A

정상적인 혈당 유지

임신당뇨병은 대부분 특별한 증상이 없지만 혈당 조절을 철저하게 해야 하는 이유는 아기와 임신부의 건강을 위해서입니다. 임신 중 혈당 조절 목표는 공복 95 mg/dL 미만, 식후 1시간 140 mg/dL 미만, 식후 2시간 120 mg/dL 미만입니다. 이는 건강한 임신부의 혈당 수치와 동일한 것입니다.

임신 후반기로 갈수록 태반 호르몬과 체지방 증가로 혈당이 더욱 상승할 수 있지만 혈당 조절 목표를 기억하고 철저한 관리를 통해 정상적인 혈당 수치를 유지한다면 아기와 임신부가 모두 건강한 출산이 가능합니다.

• 나의 혈당 조절 정도는?

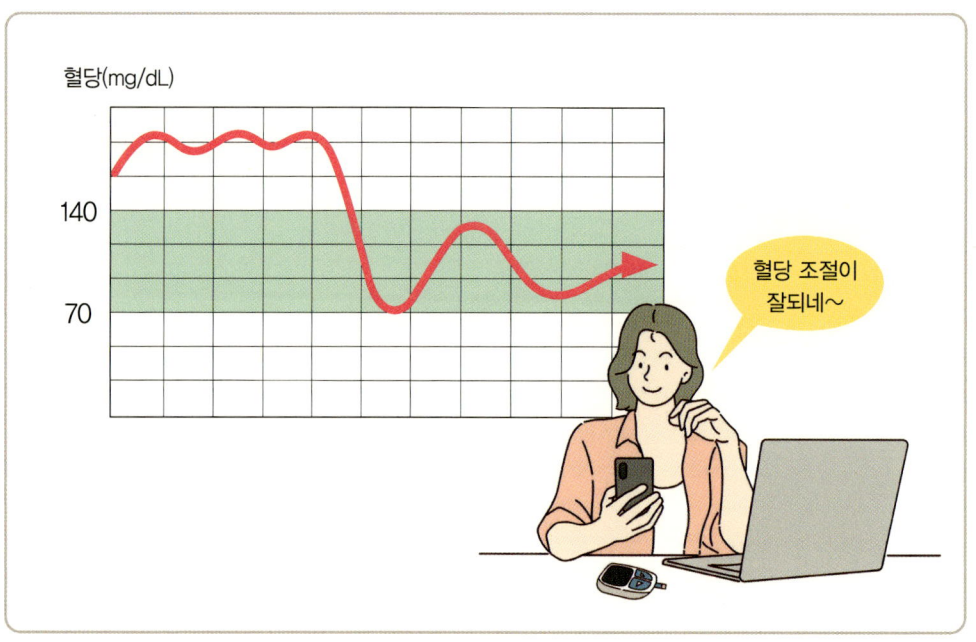

> 나의 혈당치가 목표 범위보다 높을 경우에는 현재의 당뇨병 관리 방법에 조정이 필요하므로 병원에 연락하거나 진료를 받도록 합니다.

정상적인 혈당 유지

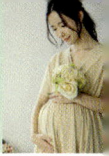

1 임신 중의 대사 과정은?

임신 중 대사 과정의 특징은 다음과 같습니다. 대사 과정을 잘 이해하면 임신당뇨병을 관리하는데 큰 도움이 될 수 있습니다.

- 태아의 모든 영양은 엄마의 혈액으로부터 공급 받습니다. 포도당, 아미노산 등의 영양소와 케톤은 태반을 통과합니다. 따라서 엄마의 혈당이 높으면 태아의 췌장은 높은 혈당을 감지하여 보다 많은 인슐린을 생산(태아의 고인슐린혈증)하고 태아는 잉여분의 포도당을 지방으로 축적하게 되어 태아가 크게 자라는 거대아의 원인이 됩니다.
- 인슐린과 글루카곤은 태반을 통과하지 못합니다.

영양소의 태반을 통한 이동

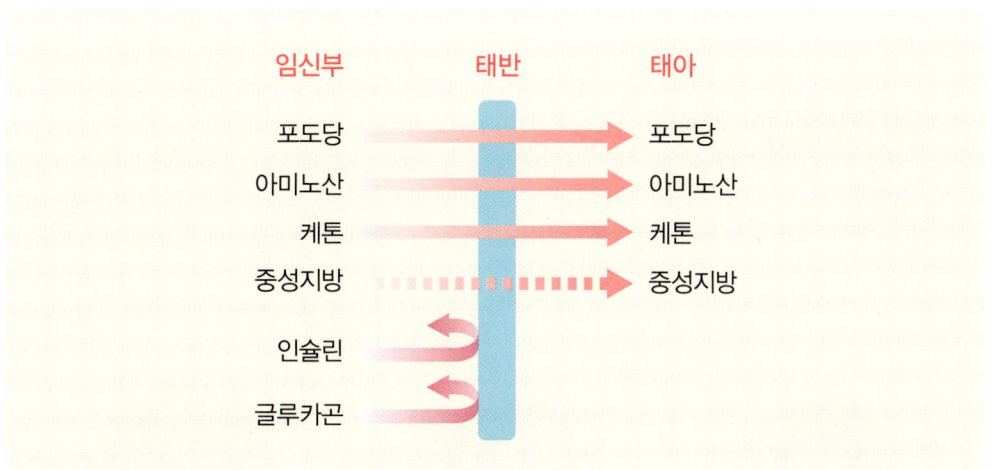

- 임신 중에는 공복 시 지방의 분해가 빠르게 일어납니다. 따라서 비교적 낮은 혈당치에도 경증의 케토산증이 발생할 수 있습니다.
- 임신 후반기에 인슐린 감수성(혈당을 낮추는 인슐린의 효과)은 임신 전에 비하여 50~70% 감소합니다. 이는 태반에서 생성되는 임신을 유지하는 데 필요한 호르몬의 영향입니다.

정상적인 혈당 유지

2 임신 중의 인슐린 요구량은?

- 임신 12주까지

  임신 초기에 인슐린 요구량은 거의 변화가 없습니다. 일반적으로 임신 20주까지는 인슐린 요구량이 그대로이거나 약간 증가합니다.

- 임신 20~24주

  태아가 점점 자라면서 태반도 커지고 만들어 내는 호르몬의 양도 점점 증가합니다. 태반에서 분비되는 호르몬은 태아의 성장과 발육을 돕지만 동시에 인슐린 작용을 저하시키는 기능들을 가지고 있습니다. 이러한 인슐린 저항성을 이겨내기 위하여 인슐린 요구량은 증가하기 시작합니다.

- 임신 32~36주

  임신 후반기로 갈수록 인슐린 저항성이 지속적으로 증가하여 인슐린 요구량은 임신 전에 비해 2~3배 증가합니다. 따라서 임신 후반기에 충분한 인슐린을 만들 수 없으면 혈당이 더욱 상승합니다.

임신 초반기	임신 중반기	임신 후반기
1~13주	14~27주	28~40주

정상적인 혈당 유지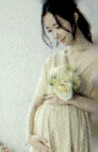

3 혈당 조절 목표는?

임신당뇨병의 혈당 조절 목표는 다음과 같습니다. 연속혈당측정기를 사용하는 경우에는 혈당 조절 목표 범위(63~140 mg/dL) 내 비율의 목표를 알고 도달하였는지 점검해 보세요.

항목	목표
공복 혈당	〈 95 mg/dL
식후 1시간 혈당	〈 140 mg/dL
식후 2시간 혈당	〈 120 mg/dL

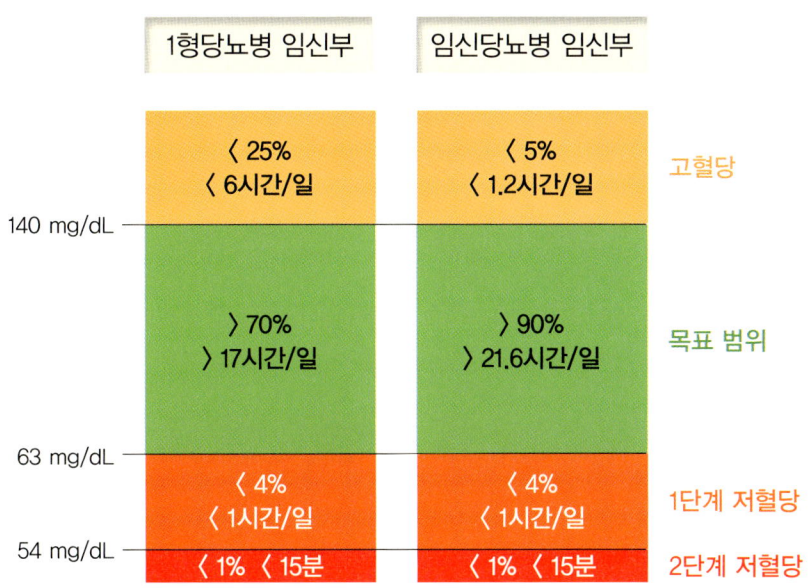

- 임신당뇨병 또는 2형당뇨병 임신부의 혈당 조절 목표 범위(63~140 mg/dL) 내 비율은 90% 초과로 제시하였지만 근거가 제한적입니다.

바람직한 체중 증가

임신 중 적절한 체중 증가는 태아의 정상적인 성장 발달과 임신중독증 등 임신합병증 예방을 위해 필요합니다. 임신 기간 중 체중 증가의 원인은 태아의 무게, 태반 및 양수의 생성, 혈액과 체액량의 증가, 지방의 축적, 유방 및 자궁 크기의 증가 등입니다. 바람직한 체중 증가량은 임신 전의 체중(비만도), 활동량, 임신 주기에 따라 달라집니다.

• 임신 전 체중 상태에 따른 임신 중 적정 체중 증가량

임신 전 체중	출산 시 체중
정상 체중(체질량지수 18.5~24.9)	임신 전 체중 +11~16 kg
비만(체질량지수 25~29.9)	임신 전 체중 +6~11 kg
고도비만(체질량지수 〉 30)	임신 전 체중 +6~9 kg

• 임신 중 체중 증가의 구성요소

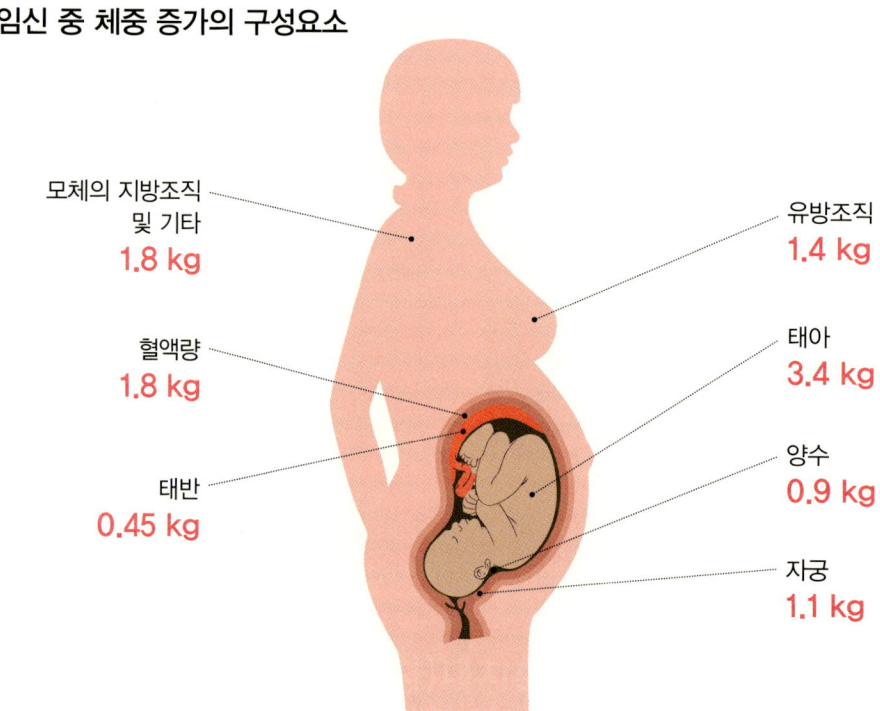

모체의 지방조직 및 기타 1.8 kg
혈액량 1.8 kg
태반 0.45 kg
유방조직 1.4 kg
태아 3.4 kg
양수 0.9 kg
자궁 1.1 kg

바람직한 체중 증가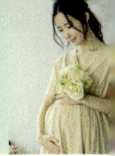

1 임신 중 체중 관리가 왜 중요한가요?

임신 중 체중 증가가 과도하거나 부족하면 다음과 같은 위험이 증가하므로 적절하게 체중이 증가하고 있는지 점검하도록 합니다.

체중 증가가 과다한 경우
- 과체중아, 거대아(4 kg 이상)를 출산할 위험이 높습니다.
  과체중아, 거대아는 유아기 비만과 추후 성인이 되었을 때 복부비만, 고혈압, 고지혈증 등 대사증후군이나 당뇨병 발병 위험이 증가합니다.
- 제왕절개 가능성이 높아집니다.
- 임신성 고혈압의 위험이 높아집니다.
- 혈당을 정상으로 유지하기 위해 더 많은 인슐린을 필요로 합니다.

체중이 감소하거나 체중 증량이 부족한 경우
- 저체중아(임신 40주 기준 2.5 kg 미만)를 출산할 위험이 높아집니다. 저체중아는 추후 성인기에 당뇨병, 심장질환 등의 발생 위험이 증가합니다.
- 저체중 여성은 조산의 위험성이 높아집니다.

거대아의 출산 위험 인자는 낮은 신체활동, 산모 나이(35세 이상), 임신 전 체중(체질량지수 〉 25 kg/m²), 임신당뇨병 등 입니다.
"많이 먹어야 태아가 건강하다."고 과식하기 보다는 양질의 균형 잡힌 식사를 하여 체중 관리를 하는 것이 중요합니다.

바람직한 체중 증가

2 임신 중 나의 적절한 체중 증가량은 어떻게 알 수 있나요?

임신 중 나의 적정 체중 증가량은 다음과 같이 계산하면 알 수 있습니다.

1. 임신 전 체중의 비만도를 계산합니다.

비만도는 체질량지수(BMI: body Mass Index)로 계산합니다.

- 체질량지수(BMI) = 임신 전 체중(kg)/ 키(m) x 키(m)
  예) 키: 160 cm, 임신 전 체중: 53 kg인 경우: 53/(1.6 x 1.6) = 20.7(표준 체중)

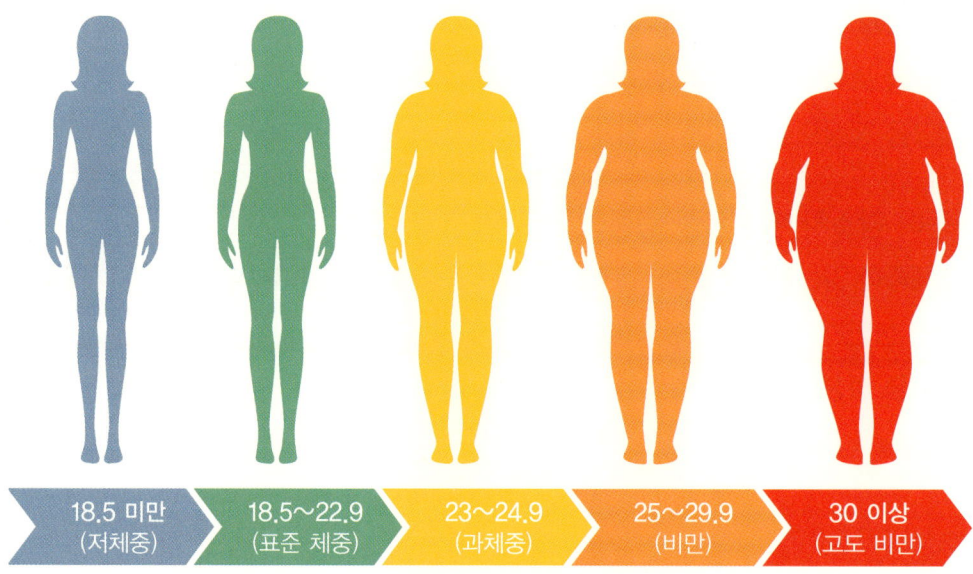

| 18.5 미만 (저체중) | 18.5~22.9 (표준 체중) | 23~24.9 (과체중) | 25~29.9 (비만) | 30 이상 (고도 비만) |

- 나의 비만도 점검해 보기
  임신 전 체중 _____ kg / 키 _____ m x 키 _____ m = _____ kg/m^2

- 나의 임신 전 비만도는? ☐ 저체중 ☐ 표준 체중 ☐ 과체중 ☐ 비만
- 나의 현재 체중은? _____ kg
- 분만 후 나의 표준 체중은? _____ kg

바람직한 체중 증가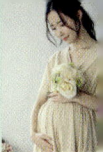

2. 임신 전의 체중 상태에 따른 바람직한 체중 증가량을 확인합니다.

다음 표에서 나의 바람직한 체중 증가량을 확인해 보세요.

임신 중 권장되는 바람직한 체중 증가량

	임신 전 체질량지수 (BMI)	바람직한 총 체중 증가량	임신 중기 이후의 주당 체중 증가량
단태아	18.5 미만(저체중)	12.7~18.1 kg	0.45~0.59 kg
	18.5~24.9(보통~과체중)	11.3~15.9 kg	0.36~0.40 kg
	25~29.9(비만)	6.8~11.3 kg	0.23~0.32 kg
	30 이상(고도 비만)	5.0~9.1 kg	0.18~0.27 kg
쌍태아	18.5~24.9(보통~과체중)	16.8~24.5 kg	0.7 kg
	25~29.9(비만)	14.0~22.7 kg	0.6 kg
	30 이상(고도 비만)	11.3~19.0 kg	0.5 kg

- 나의 분만까지의 바람직한 총 체중 증가량은? _____ kg

- 체중이 정상적인 증가세를 보인다면 바람직하지만 만약 체중이 감소 또는 과다하게 증가하거나 너무 적게 증가하면 식사량과 운동량을 점검하고 의료진에게 문의하도록 합니다.

바람직한 체중 증가

3 적절한 체중 증가를 위해 점검해야 할 것은?

거대아와 저체중아의 출산 위험을 줄이고 건강한 아기를 출산하기 위해서는 체중을 적절하게 증가시키는 것이 중요하므로 다음을 점검합니다.

- ☑ 매일 아침 공복 상태에서 잠옷 차림으로 체중을 측정하고 기록합니다.
  스마트 체중계를 사용하면 핸드폰에서 편리하게 기록할 수 있습니다.

- ☑ 손, 얼굴, 다리 등에 부종이 있는지 점검합니다.
  고혈압, 단백뇨, 부종이 동시에 나타나면 임신중독증의 증상입니다.
  임신중독증은 산모와 태아 모두에게 해를 끼칠 수 있습니다.

- ☑ 매일 음식 섭취량과 운동량을 수첩 또는 앱에 기록합니다.
  급격한 체중 증가의 원인을 알아내는데 도움이 됩니다.

- ☑ 수분 또는 염분 섭취가 많은지 살펴봅니다.
  과도한 염분 섭취는 수분을 보유하는 작용이 있으므로 체중 증가의 원인이 될 수 있습니다.

- ☑ 음식 섭취를 많이 하지 않아도 주당 1 kg 이상의 체중 증가가 있다면 의료진에게 알립니다.

- ☑ 진료 시 체중 증가량에 대하여 의사와 상담하도록 합니다.

케토산증 예방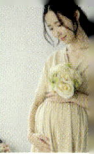

케톤은 지방을 에너지원으로 사용하였을 때 우리 몸에서 생성되는 분해 산물입니다. 우리 몸은 포도당을 주 에너지원으로 사용하고 있습니다. 따라서 혈액 또는 소변에서 케톤이 나온다는 것은 에너지원으로 포도당이 충분히 이용되지 못하고 있다는 것입니다.

케톤이 증가하게 되는 경우는 식사와 간식을 충분히 먹지 않았을 때, 식사와 식사 간격이 길거나, 식사를 거를 때, 인슐린이 충분히 생성되지 못하거나 인슐린 저항성으로 인해 인슐린의 효과가 떨어져서 포도당이 에너지로 잘 사용되지 못할 때입니다.

케톤은 태반을 통과하여 태아에게 전달됩니다. 많은 양의 케톤은 태아의 성장과 발달에 영향을 줄 수 있습니다. 특히, 태아의 뇌 발달에 필요한 영양소와 에너지가 충분하지 않으면 태아의 뇌 발달 지연 및 기능 이상에 영향을 줄 수 있습니다.

케톤양이 많아지면 이로 인하여 임신부의 혈액이 산성화 되어 케토산증(복통, 구토, 과일향 나는 호흡, 혼수상태)이 발생 할 수 있습니다. 태아와 임신부의 안전을 위해서는 케톤 검사를 통해 적절하게 대처하여 케토산증을 예방하는 것이 중요합니다.

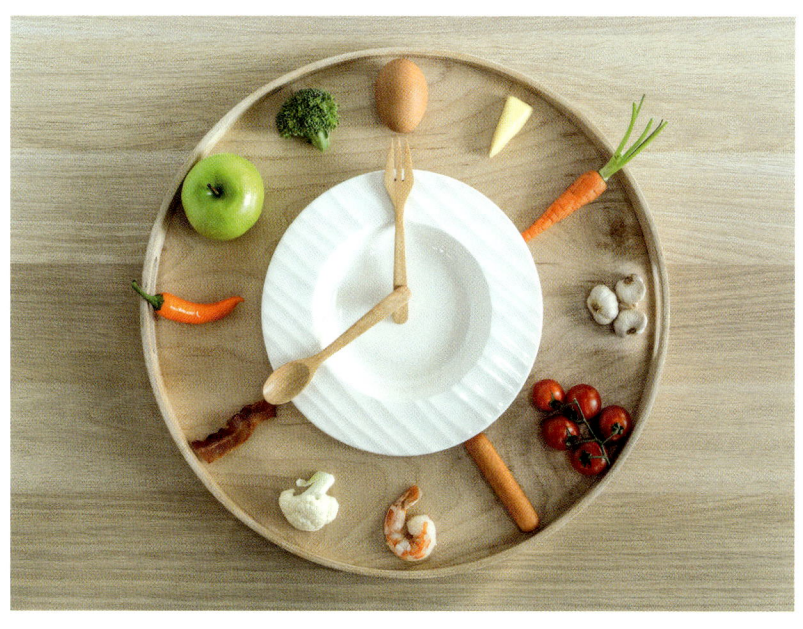

케토산증 예방

1 케톤 검사는 어떻게 하나요?

케톤 검사는 혈액과 소변에서 검사할 수 있습니다. 일반적으로 소변 케톤 시험지를 이용하여 검사합니다. 케톤 검사지는 의료기상이나 약국에서 구입합니다.

❶ 케톤 검사 시험지를 준비합니다.
❷ 소변 볼 때 첫 소변을 흘려 버리고 중간 소변을 케톤 시험지에 묻힙니다.
❸ 60초 후 색 변화표와 케톤 검사지의 변화된 색을 비교하여 케톤 발생 유무를 확인합니다.

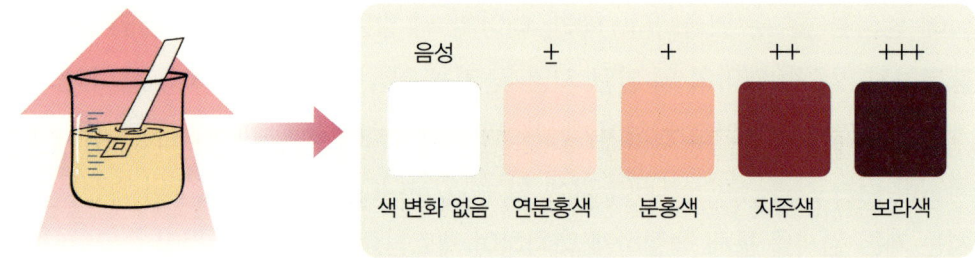

2 케톤 검사는 언제 해야 하나요?

특별한 문제가 없다면 아침 기상 후 첫 소변에 검사하며, 다음과 같은 경우에는 좀 더 적극적으로 자주 검사를 시행해야 합니다.

- 식전 혈당이 150 mg/dL 이상인 경우
- 몸이 아플 때
- 오심, 구토로 음식을 먹을 수 없을 때
- 스트레스가 심할 때
- 감염이 있을 때
- 평소보다 식사량이 적었을 때

케토산증 예방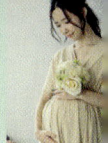

3 케톤 검사 결과를 보고 어떻게 대처하나요?

1. 혈당이 정상이거나 낮으면서 케톤이 소량(+) 검출되는 경우

탄수화물 섭취가 충분하지 않다는 신호입니다. 식사량이 적은 것은 아닌지, 음식을 거른 것은 아닌지 확인합니다. 처방받은 식사량을 알맞게 먹고, 식사나 간식을 정해진 시간에 먹으면 대부분 해결될 수 있습니다. 만약 입덧으로 식사하기 힘든 경우에는 크래커나 과일 등을 통해서 탄수화물을 권장량만큼 섭취하도록 합니다.

권장된 식사량과 간식량을 먹었음에도 불구하고 케톤이 소량 나온다면 병원에 내원하여 상담을 받도록 합니다.

2. 혈당이 정상보다 높으면서 케톤이 검출되는 경우

혈당이 조절되지 않으면서 케톤이 발생하는 것은 체내 인슐린 분비 부족을 의미합니다. 인슐린 치료를 하고 있다면 인슐린 용량을 조절해야 하며 인슐린 치료를 받고 있지 않다면 인슐린 치료를 시작해야 할 수 있습니다.

케톤이 소량(+) 검출되는 경우

- 케톤의 배출을 위해 매시간마다 물 1컵을 섭취하도록 합니다.
- 3~4시간 간격으로 혈당 검사와 케톤 검사를 합니다.
- 연속하여 2회 이상 케톤이 검출되면 병원에 연락합니다.
- 임신 중 케토산증의 주요 원인은 감염이므로 감염 여부를 확인합니다.

케톤이 중등도(++ ~ +++) 이상 검출되는 경우

- 병원에 문의합니다.

케토산증 예방

4 케토산증을 예방하려면?

- ✅ 매일 혈당 검사와 케톤 검사를 하여 적절히 대처 합니다.
- ✅ 매끼 탄수화물과 단백질을 권장량만큼 먹습니다.
- ✅ 매일 3끼 식사와 3회 간식을 먹습니다.
  식사를 거르거나 긴 공복 시간(보통 6시간 이상)은 피합니다.
- ✅ 취침 전 간식은 꼭 먹습니다.
  소량의 케톤은 취침 전 간식 섭취와 연관이 있습니다.
- ✅ 충분한 수분을 섭취합니다.
  탈수는 케톤을 만드는 원인이 될 수 있습니다.
- ✅ 만약 입덧으로 구토가 계속되거나 갑자기 원인 모를 고혈당이 발생하면서 케톤이 양성(++~+++)이면 병원에 문의합니다.
- ✅ 인슐린 주사를 처방받은 경우에는 인슐린 주사요법에 대한 교육을 받아 정확하게 인슐린 주사를 하고, 인슐린 용량을 조정합니다.

케톤이 지속적이고 양이 증가한다면 케토산증이 발생할 수 있습니다. 케토산증은 짧은 시간 내에 매우 심각한 문제를 일으킵니다. 병원에 연락하거나 방문할 때는 다음에 자료를 준비하여 상담을 받도록 합니다.

- 케톤 검사 결과/혈당 수치
- 섭취한 식사량, 간식량의 종류와 시간
- 체온

궁금해요 Q&A

Q 임신당뇨병인데 쌍둥이인 경우는 어떻게 관리해야 하나요?

A 산모의 출산 연령 증가 및 시험관 임신의 증가로 임신당뇨병이 동반된 쌍태임신부가 증가하고 있습니다. 단태 임신에서 혈당을 잘 조절함으로써 신생아 합병증의 빈도를 줄이고 임신중독증의 발생 빈도를 낮추는 등 효과가 명백한 것과 달리 사실 다태 임신에서는 혈당 조절 효과에 대해서는 의학적으로 다소 논란이 있습니다.[1]

그 이유는 임신당뇨병이 동반되지 않는다고 하더라도 쌍태 임신 자체가
1. 조산 및 임신중독증의 발생빈도가 증가하고
2. 제왕절개수술율이 높고
3. 저체중 출생아의 발생빈도가 높기 때문입니다.

따라서 쌍둥이 임신에서는 '혈당 조절 및 관리에 의한 긍정적인 효과'는 단태 임신에 비해서 적은 편입니다. 결론적으로 쌍둥이 임신에서의 혈당 조절은 주기적인 초음파 검사를 통한 태아 성장평가와 병행하여 맞춤형으로 이루어지는 것이 바람직하며 임신당뇨병과 무관하게 임신중독증 및 조산에 대한 고위험군으로서의 관리가 필요합니다.

Q 임신당뇨병인데 '자궁수축'이나 '전치태반'이 있는 경우에는 운동을 할 수 있나요?

A 의미 있는 조기자궁수축이 있거나 전치태반으로 질 출혈이 동반되어 걷는 운동이 어려운 경우라면 상체 중심으로 운동을 하는 것이 좋겠습니다.

참고 문헌 1. Dave ED, Bodnar LM, Vani K, Himes KP. Perinatal outcomes in twin pregnancies complicated by gestational diabetes. Am J Obstet Gynecol MFM. 2021 Sep;3(5):100396.

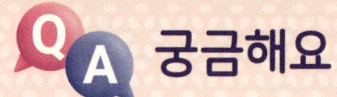 궁금해요

Q 임신당뇨병인데 산모가 마른 경우는 어떻게 관리해야 하나요?

A 임신당뇨병이 있지만 마른 체형의 경우는 비만한 경우보다 임신 관련 합병증의 발생 빈도가 현저히 감소하지만, 산모의 저체중 자체로 저체중 출생아의 위험도가 증가합니다. 따라서 마른 산모의 경우, 과도하게 혈당 조절을 하게 되면 태아의 성장이 더딘 경우가 간혹 발생할 수 있습니다. 그러므로 주기적인 초음파 검사를 통하여 태아의 성장이 적절한지를 체크하면서 혈당 관리를 맞춤형으로 진행하는 것이 바람직합니다.

★ 태아의 성장 관점에서는 거대아도 좋지 않지만 저체중 출생아도 좋지 않답니다!

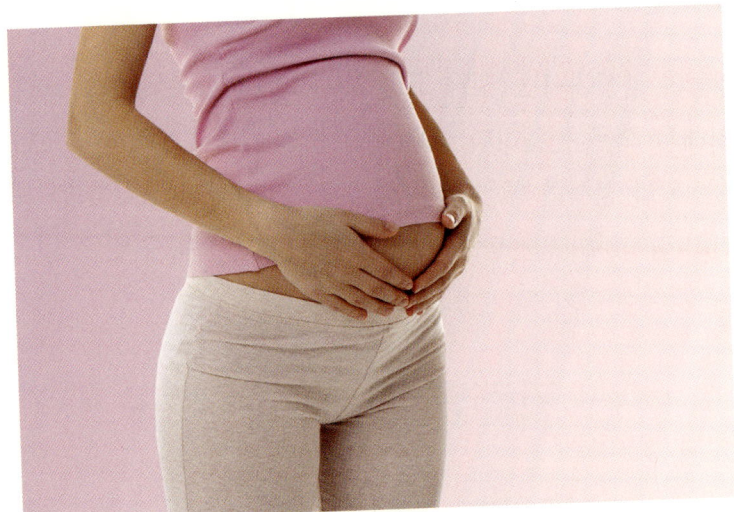

CHAPTER 3
임신당뇨병 관리는 어떻게 하나요?

임신당뇨병 관리의 목표는 혈당을 엄격하게 관리하여, 임신부와 태아의 대사 이상을 최소화하고, 태아를 건강하고 안전하게 분만하기 위함입니다. 건강한 아기의 출산과 산모의 건강을 위해서는 다음과 같은 관리 방법을 알고 실천하는 것이 필수입니다.

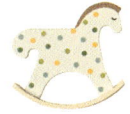

식사조절 잘 하기 · 규칙적으로 운동하기 · 혈당측정하기
임신 중 마음 관리하기 · 필요한 경우 인슐린 치료하기
정기검진받기

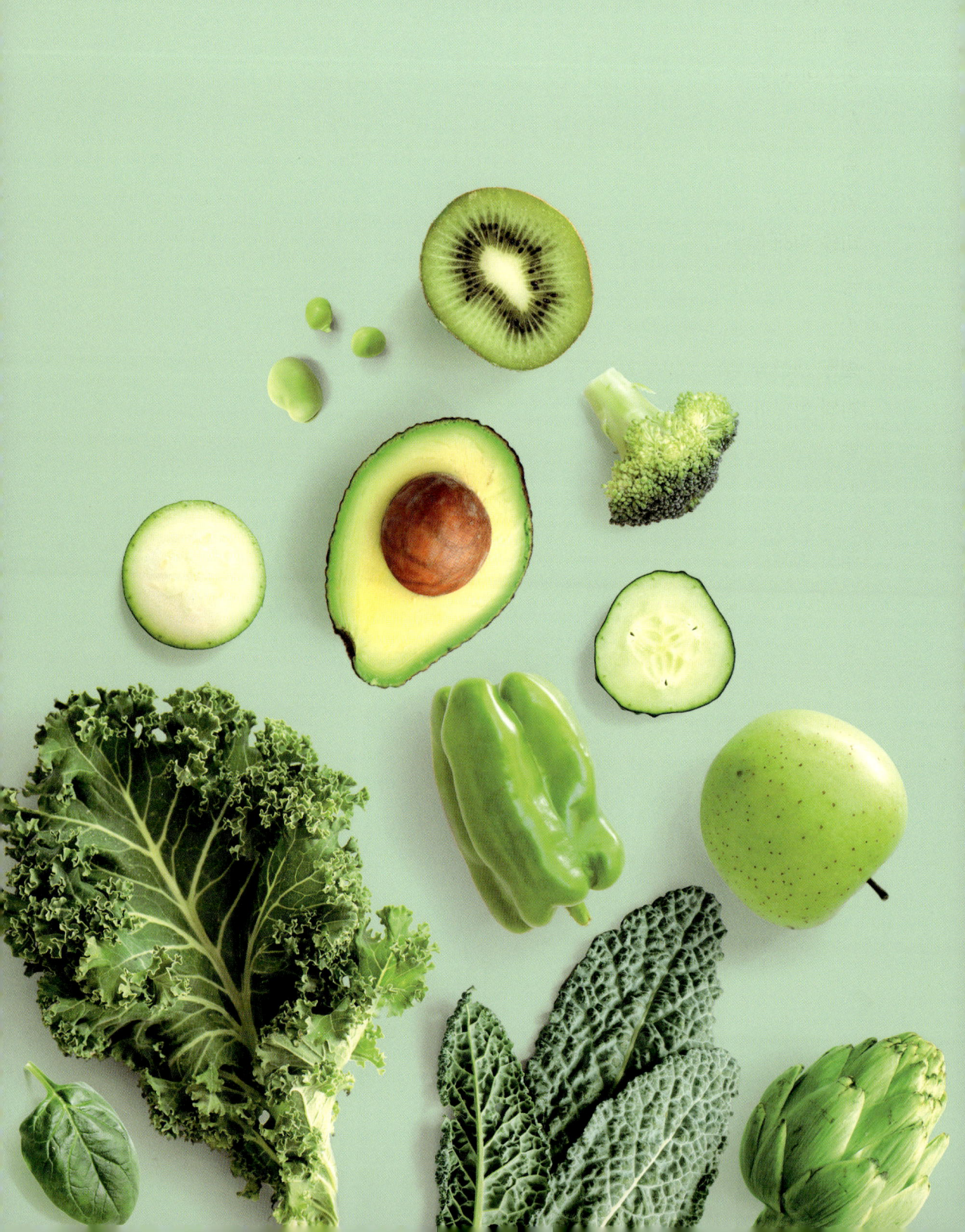

식사조절 잘 하기

임신당뇨병의 관리 목표는 혈당을 엄격하게 관리하여 임신부와 태아의 대사 이상을 최소화하며, 안전한 분만을 유도하는 것입니다. 즉 임신부 및 태아에 필요한 영양소의 제공, 임신 중 적절한 체중 증가, 정상 혈당의 유지 및 케토산증 예방이 식사 조절의 구체적인 목표이며, 대부분 식습관 개선만으로도 정상 혈당 유지가 가능합니다.

임신 중에는 대사 증가, 태아와 태반 형성, 모체 관련 조직의 증대, 모유 분비의 준비를 위해 당질, 단백질, 지방, 무기질, 비타민 등 다양한 영양소가 필요합니다. 임신당뇨병 임신부의 영양권장량은 정상 임신부의 영양권장량과 다르지 않습니다. 임신 기간 중 식사 원칙은 영양소가 골고루 포함된 균형 있는 식사를 하는 것이며, 식후 혈당 개선을 위해 탄수화물을 하루 총 에너지필요량의 50% 내외로 구성합니다. 태반의 형성과 태아의 발육 및 성장을 위해 고기, 생선, 두부, 계란, 우유 등 양질의 단백질 섭취가 필수적이며, 철분, 칼슘 등 다양한 영양소 섭취를 위하여 균형잡힌 식사를 하도록 합니다.

식사 계획은 임신 전 체중 상태, 신체활동 정도, 임신 중 체중 증가, 평소 식습관 및 식사량, 케톤뇨 유무, 태아의 성장(초음파로 평가) 등을 고려하여 개별화해야 합니다. 혈당 수준을 정상화하고 좋은 영양상태를 유지하기 위해 다음을 실천해봅시다.

- 임신부와 태아에게 필요한 양으로 알맞게 먹기
- 골고루 먹기
- 규칙적으로 먹기

식사조절 잘 하기

1 알맞게 먹기

임신 중 하루 에너지 필요량은 체중과 활동량에 따른 계수 값을 곱하여 계산하며, 임신 기간에 따른 열량을 추가합니다.

> - 하루 에너지 필요량 (kcal/일)
>   = 표준 체중 (kg) × 활동량에 따른 계수 + 임신, 수유로 인한 추가 에너지

임신 기간에 따른 하루 에너지 필요량 산정

임신 기간	에너지 필요량 산정
임신 초반기	표준 체중 × 25~30* kcal
임신 중반기	표준 체중 × 25~30 + 340** kcal
임신 후반기	표준 체중 × 25~30 + 450** kcal
수유기	표준 체중 × 25~30 + 340** kcal

> * 활동량(가벼운 활동 기준)에 따른 열량 필요량(자료 : 당뇨병 식품교환표 활용지침 제3판, 2010)
> ** 임신, 수유로 인한 추가 필요량(자료 : 2020 한국인 영양섭취기준)

식사조절 잘 하기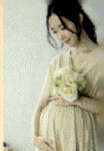

2 골고루 먹기

알맞은 양을 잘 지켜서 먹는다고 해도 골고루 먹지 않으면, 우리 몸에 필요한 영양분을 제대로 섭취할 수 없어 영양 불균형을 초래할 수 있습니다.

골고루 먹는다는 것은 매식사 때마다 3대 영양소(탄수화물, 단백질, 지방)와 채소를 골고루 섭취할 수 있도록 음식을 선택하여 먹는 것입니다.

식품교환표를 이용하면 우리가 먹는 음식에 어떤 영양소가 얼마만큼 포함되어 있는지 쉽게 알 수 있어 영양소를 골고루 섭취하는데 도움이 됩니다.

다양한 음식을 골고루 먹기 위해서는 올바른 교환 방법을 알아야 합니다. 즉 같은 식품군 내에서 같은 교환단위로 바꾸어 먹어야 하며, 서로 다른 식품군과 바꾸어 먹거나, 같은 식품군이라고 하더라도 다른 교환단위로 바꾸어 먹는 것은 잘못된 교환 방법입니다. 교환단위를 이용하면 다양한 종류의 음식을 선택할 수 있고, 골고루, 알맞은 양을 먹을 수 있습니다.

♣ **식품교환표?**

식사요법을 쉽게 할 수 있도록 우리가 먹는 식품들을 영양소의 양과 열량이 비슷한 식품들 끼리 모아서 6가지 식품군[곡류군, 어육류군, 채소군, 지방군, 우유군, 과일군]으로 분류해 놓은 표입니다.

식사조절 잘 하기

식품교환표 : 식품군별 1교환단위의 영양소 함량

구분	식품양 (1교환단위 식품의 예)	에너지 (kcal)	영양소 함량(g)		
			탄수화물	단백질	지방
곡류군	밥 1/3공기 (70 g) 식빵 1쪽 (35 g)	100	23	2	–
어육류군	고기 1토막 (40 g) 생선 1토막 (50 g)	저지방군 50	–	8	2
		중지방군 75	–	8	5
		고지방군 100	–	8	8
채소군	채소 (70 g)	20	3	2	–
지방군	기름 1작은스푼 (5 g)	45	–	–	5
우유군	우유 (200 mL)	일반 우유 125	10	6	7
		저지방 우유 80	10	6	2
과일군	귤 소 2개 (120 g)	50	12	–	–

식사조절 잘 하기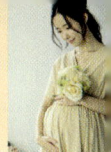

골고루 먹기 위한 비법 – 식품교환표 이용하기

다양한 음식을 골고루 먹기 위해서는 각 식품군의 1교환단위를 알고, 올바른 교환 방법을 알아야 합니다.

1교환단위

각 식품마다 부피와 무게는 다르지만 영양소의 함량과 열량이 같아 바꿔 먹을 때 기준이 되는 양을 '1교환단위'라고 합니다. 교환단위를 이용하면 다양한 종류의 음식을 선택할 수 있고, 골고루 알맞은 양을 먹을 수 있습니다.

6가지 식품군 중에서 즐겨먹는 식품의 1교환단위가 어느 정도인지 알도록 합니다.

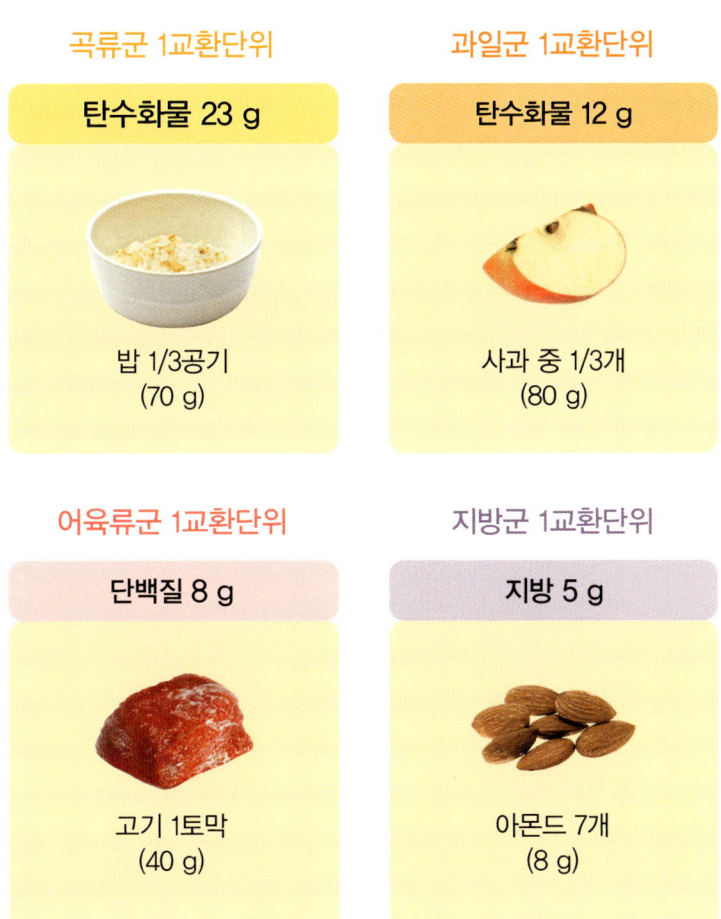

곡류군 1교환단위
탄수화물 23 g
밥 1/3공기 (70 g)

과일군 1교환단위
탄수화물 12 g
사과 중 1/3개 (80 g)

어육류군 1교환단위
단백질 8 g
고기 1토막 (40 g)

지방군 1교환단위
지방 5 g
아몬드 7개 (8 g)

식사조절 잘 하기

올바른 교환 방법
같은 식품군 내에서 같은 교환단위로 바꾸어 먹습니다.

곡류군 3교환단위

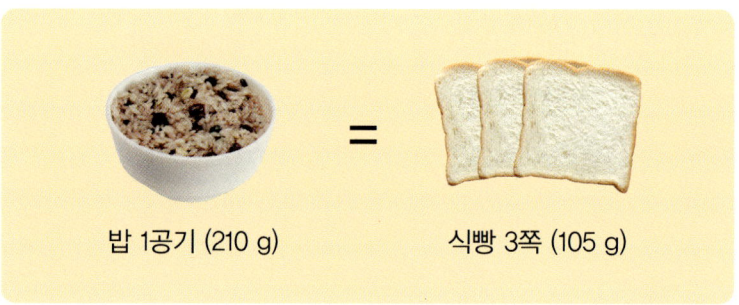

어육류군 2교환단위

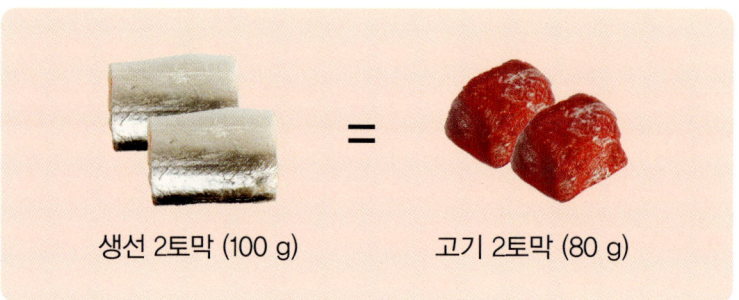

과일군 1교환단위

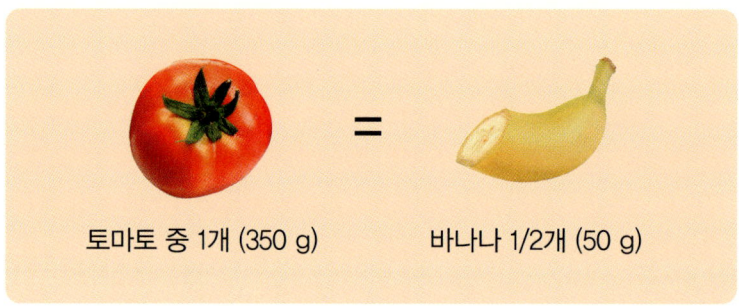

식사조절 잘 하기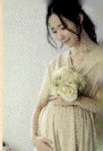

잘못된 교환 방법

서로 다른 식품군과 바꾸어 먹는것입니다.

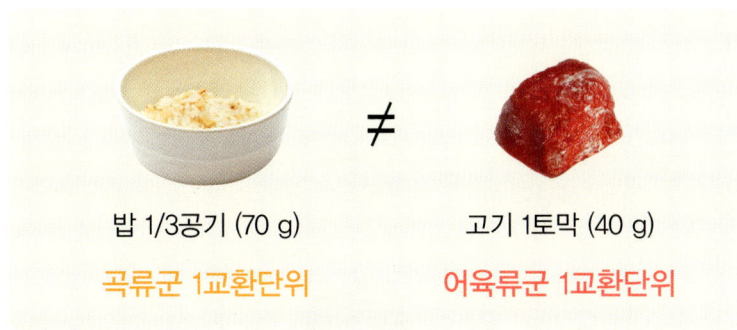

다른 교환단위로 바꾸어 먹는것입니다.

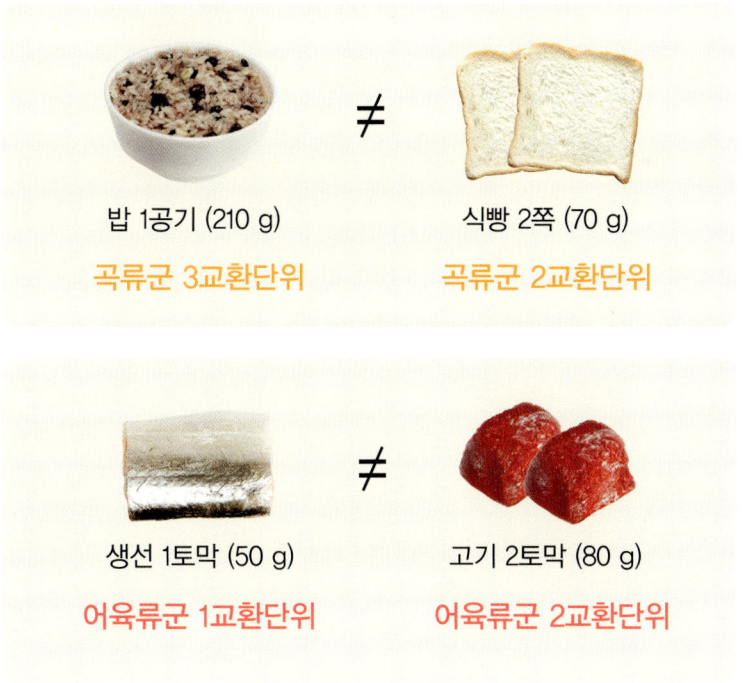

★ 더 자세한 내용은 「당뇨병과 함께 즐거운 식사를」을 참조해주세요!

식사조절 잘 하기

곡류군 1교환단위 식품의 예

곡류군 1교환단위 : 탄수화물 23 g

밥 1/3공기 (70 g)	감자 중 1개 (140 g)	식빵 1쪽 (35 g)	옥수수 1/2개 (70 g)	인절미 3개 (50 g)
가래떡 썰은것 11개 (50 g)	고구마 중 1/2개 (70 g)	밤 대 3개 (60 g)	삶은국수 소 1/2공기 (90 g)	스파게티면 건조 (30 g)
마 (100 g)	토란 3개 (140 g)	미숫가루 소 1/4컵 (30 g)	콘프레이크 소 3/4컵 (30 g)	묵 1/2모 (200 g)
누룽지 (30 g)	크래커 5개 (20 g)	모닝빵 중 1개 (35 g)	바게트빵 중 2쪽 (35 g)	

- 식사할 때 반찬으로 곡류군 식품(감자, 묵, 잡채, 전 등)을 먹을 때는 밥과 교환하여 먹을 수 있습니다.
- 쌀밥보다는 섬유소가 풍부한 잡곡밥을 선택하며 같은 양으로 섭취합니다.
- 국수나 빵을 한 끼 식사로 섭취할 때에도 어육류군과 채소군을 함께 섭취하도록 합니다.

식사조절 잘 하기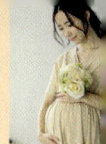

어육류군 1교환단위 식품의 예

저지방 어육류군(단백질 8 g, 지방 2 g)

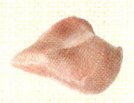
닭고기, 살
소 1토막 (40 g)

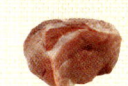
돼지고기, 살
로스용 1장 (40 g)

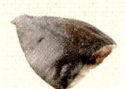
가자미
소 1토막 (50 g)

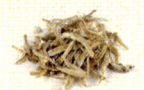
멸치
잔것 1/4컵 (15 g)

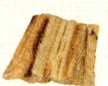
북어
1/2토막 (15 g)

중지방 어육류군(단백질 8 g, 지방 5 g)

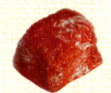
쇠고기, 등심
로스용 1장 (40 g)

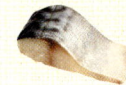
고등어
소 1토막 (50 g)

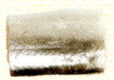
갈치
소 1토막 (50 g)

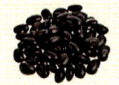
검정콩
2큰술 (20 g)

두부
1/5모 (80 g)

고지방 어육류군(단백질 8 g, 지방 8 g)

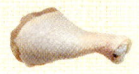
닭고기, 껍질포함
닭다리 1개 (40 g)

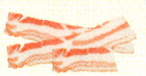
삼겹살
(40 g)

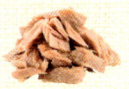
참치 통조림
1/3컵 (50 g)

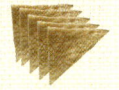
유부
5장 (30 g)

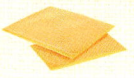
치즈
1.5장 (30 g)

- 기름이 많은 갈비, 삼겹살 보다는 살코기를 선택하고, 닭고기는 껍질을 벗겨내고 섭취합니다.
- 튀김보다는 기름을 적게 사용하는 조리법(구이, 찜 등)을 이용합니다.
- 햄/소시지, 치즈는 고지방 어육류군이며, 1교환단위 당 100칼로리로 과다 섭취에 주의합니다.

식사조절 잘 하기

채소군 1교환단위 식품의 예

채소군 1교환단위				
상추	콩나물	오이	버섯류	깻잎
소 12장 (70 g)	익힌 것 (70 g)	중 1/3개 (70 g)	(50 g)	20장 (40 g)

- 채소군은 섬유소가 풍부하며, 열량이 적으므로 매끼 2~3접시 충분히 먹도록 합니다.
- 채소즙보다는 생채소나 나물로 섭취합니다.
- 채소군의 섭취량을 늘리기 위해 가능한 싱겁게 먹습니다.
- 드레싱은 따로 덜어 조금씩 찍어 먹도록 합니다.
- 탄수화물이 1교환단위에 6 g 이상 함유된 단호박, 연근, 우엉 등은 혈당에 영향을 줄 수 있으므로 과다 섭취 하지 않도록 합니다.

식사조절 잘 하기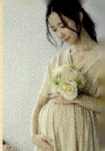

지방군 1교환단위 식품의 예

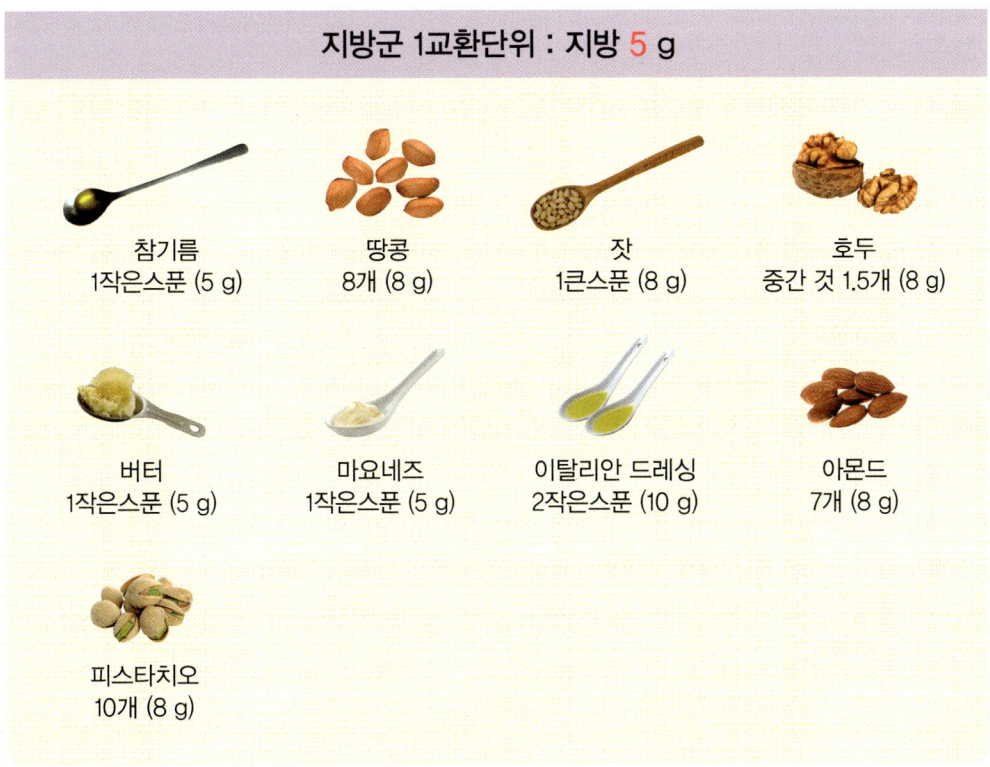

지방군 1교환단위 : 지방 5 g

- 참기름 1작은스푼 (5 g)
- 땅콩 8개 (8 g)
- 잣 1큰스푼 (8 g)
- 호두 중간 것 1.5개 (8 g)
- 버터 1작은스푼 (5 g)
- 마요네즈 1작은스푼 (5 g)
- 이탈리안 드레싱 2작은스푼 (10 g)
- 아몬드 7개 (8 g)
- 피스타치오 10개 (8 g)

- 튀김보다는 볶음, 무침으로 기름을 가급적 소량씩 사용합니다.
- 포화지방 함량이 높은 식품(버터, 크림 등)은 가급적 제한합니다.
- 소스/드레싱류는 지방의 함량이 높아 과다 섭취를 주의합니다.
- 땅콩, 잣, 호두 등의 견과류를 간식으로 섭취할 때는 지방의 총 섭취량을 고려합니다.

식사조절 잘 하기

우유군 1교환단위 식품의 예

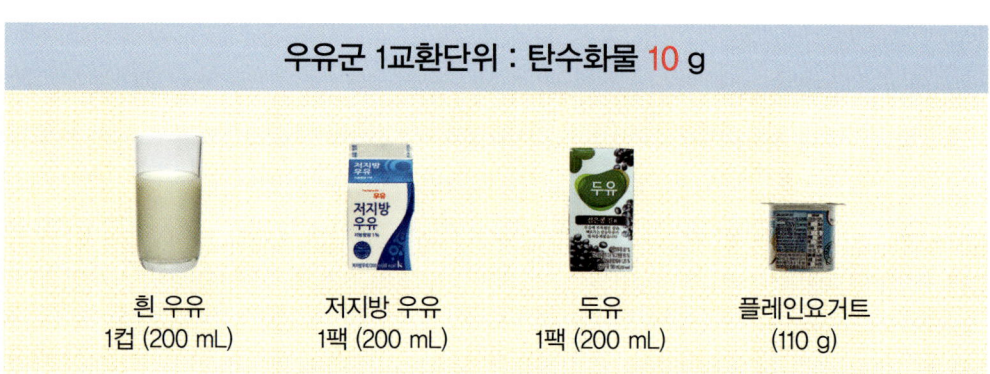

- 우유군은 탄수화물이 함유되어 있으므로 식사 2~3시간 후 간식으로 먹는 것이 좋습니다.
- 가당 우유(바나나우유, 초코우유, 딸기우유 등), 요구르트, 아이스크림 등은 단순 당이 많이 포함되어 있으므로 가급적 피합니다.

식사조절 잘 하기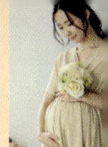

과일군 1교환단위 식품의 예

과일군 1교환단위 : 탄수화물 12 g

귤 소 2개 (120 g)	사과 중 1/3개 (80 g)	수박 1쪽 (150 g)	토마토 소 2개 (350 g)	방울토마토 20개 (300 g)
포도 소 19알 (80 g)	바나나 중 1/2개 (50 g)	딸기 중 7개 (150 g)	배 대 1/4개 (110 g)	참외 중 1/2개 (150 g)
단감 중 1/3개 (50 g)	곶감 소 1/2개 (15 g)	자두 특대 1개 (150 g)	키위 중 1개 (80 g)	황도 중 1/2개 (150 g)
멜론 1쪽 (120 g)	오렌지 대 1/2개 (100 g)	블루베리 (80 g)	체리 7알 (80 g)	파인애플 1쪽 (200 g)

- 과일은 식후 혈당을 많이 높이므로 한 번에 소량씩 섭취하며, 식사 2~3시간 후 간식으로 먹습니다.
- 과즙보다 생과일을 선택합니다.

식사조절 잘 하기

나에게 알맞은 식사 계획하기

임신 전 체중, 신체활동 정도, 임신 중 체중 증가 등을 고려하여 나에게 알맞은 하루 에너지를 산정했다면, 이를 탄수화물 섭취량이 총 에너지 대비 50% 내외로 구성되도록 아래 표를 참고하여 각 식품군 별 교환단위수를 계획하고 필요시 개별화하여 조정합니다. 나의 하루 식품군 별 교환단위수를 결정한 후 식사와 간식으로 나누어 배분합니다.

임신한 여성은 하루 최소 175 g의 탄수화물이 필요하며, 저녁식사 후 야간의 케토산증 예방하기 위해 간식이 필요합니다. 코티졸과 성장호르몬 등의 영향으로 아침 식후 혈당 조절이 어려우므로 아침식사의 탄수화물은 30~45 g으로 조절합니다.

＊ 주의) 탄수화물 양(g)과 밥 양(g)을 혼동하지 않습니다.

임신당뇨병 – 에너지 별 식품군 교환단위수 배분의 예

에너지 (kcal)	곡류군	어육류군		채소군	지방군	우유군	과일군
		저지방	중지방				
1,500	6.0	2	4	7	4	1	1
1,600	6.5	2	4	7	4	1	2
1,700	6.5	2	4	7	4	2	2
1,800	7.0	2	4	8	4	2	2
1,900	7.5	3	4	8	4	2	2
2,000	8.0	3	4	9	5	2	2
2,100	8.5	4	4	9	5	2	2
2,200	9.0	4	4	9	5	2	3
2,300	9.0	4	5	9	5	2	3
2,400	9.0	4	5	9	5	3	3
2,500	10.0	4	5	9	5	3	3

식사조절 잘 하기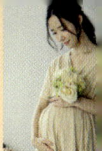

나의 하루 에너지 필요량에 따른 식품군별 교환단위수를 적어보고, 이를 3회 식사와 3회 간식으로 나누어 봅니다.

	하루 총 교환단위수	아침	간식	점심	간식	저녁	간식
곡류군							
어육류군							
채소군							
지방군							
우유군							
과일군							

식사조절 잘 하기

식품교환표를 활용한 골고루 먹기

골고루 먹기 위해 식품교환표를 활용하면 한식이나 양식 등 다양한 음식을 선택할 수 있습니다.

1900 칼로리 식사량과 식사 배분의 예

	하루 총 교환단위수	아침	점심	저녁	취침전
곡류군	7.5	1/2공기 (105 g)	3/4공기 (175 g)	3/4공기 (175 g)	모닝빵 1개 (35 g)
어육류군	7	2토막	2토막	3토막	
채소군	8	2~3접시	2~3접시	2~3접시	
지방군	4	1	1.5	1.5	
우유군	2		우유 1개 또는 달지 않은 두유 1개		우유 1개 또는 달지 않은 두유 1개
과일군	2	토마토 소 2개 (350 g)	사과 중 1/3개 (80 g)		

식사조절 잘 하기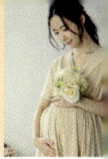

접시법을 활용한 골고루 먹기

교환단위의 개념이 어렵거나 양을 조절하기 어려운 외식 시에 손쉽게 균형식을 섭취할 수 있는 방법이 바로 접시를 활용하는 것입니다. 접시법을 활용하면 필요한 양의 어육류(단백질)와 충분한 채소(섬유소)를 먹을 수 있어 혈당을 천천히 올리는 데 도움을 줍니다. 이는 혈당 조절에 도움이 될 뿐 아니라 다양한 영양소를 골고루 섭취하게 되므로 균형 잡힌 식습관을 갖게 합니다.

접시를 활용할 때는 접시 절반 정도는 채소군을 담고, 1/4 부분에 어육류군(고기, 생선, 계란, 두부 등)을 담고, 나머지 1/4 부분에 알맞은 양의 곡류군을 담으면 됩니다. 이렇게 비율을 맞추어 보면 식사 때 누락되는 식품군을 쉽게 확인할 수 있고, 곡류군으로만 구성되어있는 메뉴들(예를 들어 칼국수, 팥빵, 감자 샌드위치 등)의 선택을 자제하거나 또는 어육류, 채소를 함께 먹을 수 있는 추가 메뉴를 고려하는 등 균형된 식사를 하게 됩니다.

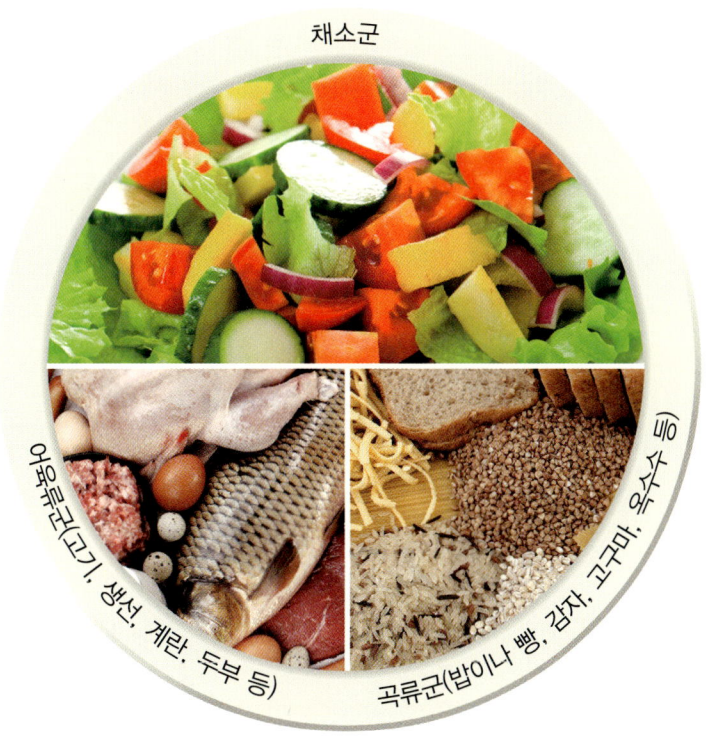

식사조절 잘 하기

3 규칙적으로 먹기

혈당 관리를 위해서 알맞은 양을 골고루 먹는 것도 필요하지만 일정한 시간에 비슷한 간격으로 먹는 것도 중요합니다. 만약 한 끼를 거른다면 기준 이하로 혈당이 떨어질 수 있고, 식사를 제때 하지 않으면 다음 끼니 식사 시에 과식할 수 있어 식후 혈당이 더욱 상승할 수 있습니다.

식사 직후 바로 섭취하는 간식은 식후 고혈당을 초래하므로 시간 간격을 두고 식사와 간식으로 나누어 먹는 것이 혈당 조절에 도움이 됩니다. 탄수화물을 함유하고 있는 우유, 과일은 식간에 먹으며, 식후 혈당이 지속적으로 높을 때는 식사의 곡류량을 식사와 간식으로 나누어 먹는 것도 혈당을 조절하는 방법입니다.

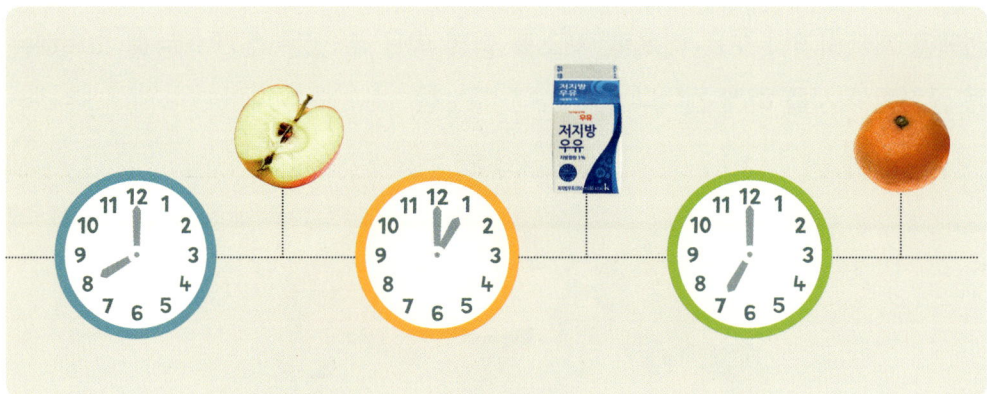

식사조절 잘 하기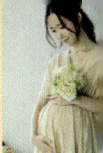

올바른 간식 섭취

단순당 식품, 또는 단순당이 포함된 음식은 체내 흡수가 빠르고, 과다 섭취하기 쉬워 혈당 조절이 어려우므로 가급적 피하고 하루 식사로 계획되어 있는 우유군과 과일군을 식사 2~3시간 후 간식으로 섭취합니다.

주의해야 할 간식

단순당이 포함된 식품	설탕을 입힌 시리얼, 케이크, 파이류, 초콜릿, 아이스크림, 약과, 꿀떡 등	
단순당 식품	믹스커피, 단 커피음료, 가당주스, 사탕, 꿀, 젤리, 쨈 등	
우유류	가당요구르트, 연유, 초코우유, 바나나우유, 딸기우유, 커피우유 등	
과일류	과일통조림, 과일주스, 과일즙	
차류	유자차, 모과차, 매실차, 식혜, 수정과 등	

식사조절 잘 하기

현명한 외식 요령

외식을 할 때는 평소보다 과식하기 쉬우므로 다음 사항을 고려합니다.

- 외식 시 곡류군, 어육류군, 채소군, 지방군을 골고루 먹을 수 있는 음식을 선택합니다.(예: 비빔밥, 샤브샤브, 포케 등)
- 제공되는 식사량이 많다면 개인 접시를 사용하여 식사량을 맞추어 먹습니다.
- 가능하면 튀김보다는 찜을 선택하고, 열량과 탄수화물이 적고 싱거운 음식을 선택합니다.
- 식사 시 열량은 적고 섬유소가 많은 채소류를 먼저 먹어 포만감을 느끼도록 합니다.
- 20분 이상 천천히 먹습니다.
- 과식을 한 경우에는 활동량을 늘립니다.

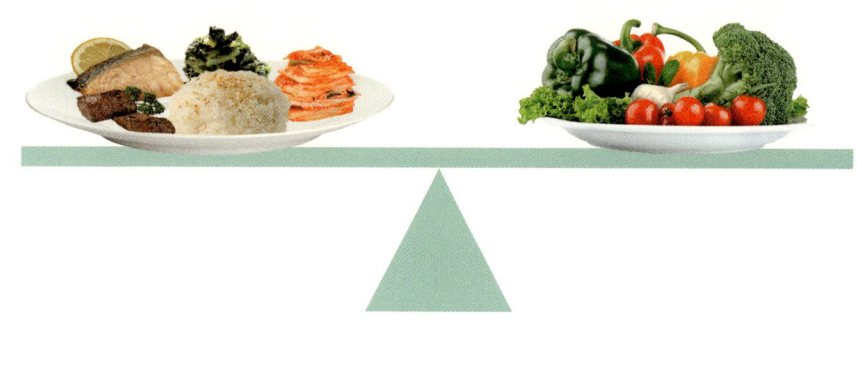

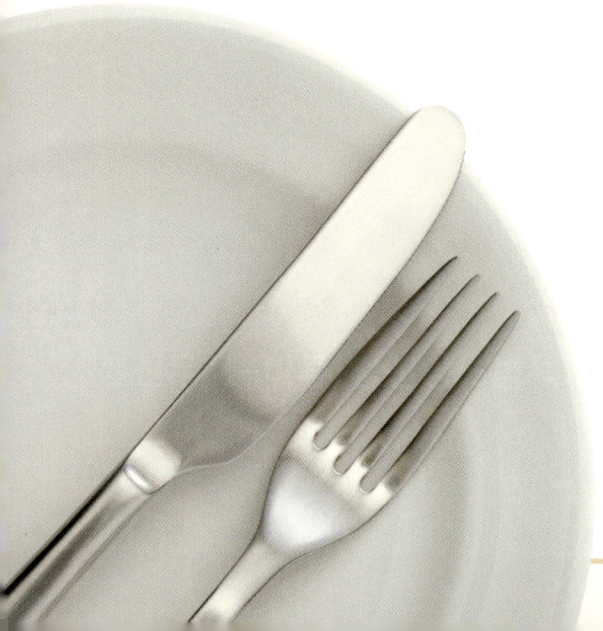

좀 더 알고 싶어요

Q 당지수? 당질지수? 당부하가 무엇인가요?

A **당지수(당질지수, 혈당지수, Glycemic Index, GI)란**, 같은 양의 탄수화물 식품을 섭취할 때 혈당 상승 정도의 차이를 수치화 한 것입니다. 이는 식품에 따라 소화, 흡수되는 정도가 다르기 때문입니다.

당지수는 다양한 요인에 의해 결정되는데, 지방 및 섬유소 함량, 식품의 조리법 및 익은 정도, 체중, 혈당 등에 따라서도 달라질 수 있습니다.

당부하(Glycemic Loading, GL)란, 실제 먹는 탄수화물 양과 당지수를 함께 고려한 개념입니다. 즉, 당지수에 1회 섭취량의 영향을 반영한 것입니다.

국내의 경우 국내 상용 식품의 당지수 자료가 부족한 실정입니다. 또한 당지수가 낮은 식품만 강조한다면 탄수화물 1회 섭취량을 반영하지 못하는 한계점이 있습니다. 실생활에 적용하기에는 어렵기 때문에, 다음과 같이 당지수를 낮추는 식습관을 유지하도록 합니다.

TIP
- 식사 시 한 가지 식품만 먹기보다는 균형있게 골고루 섭취합니다.
- 섬유소가 많은 채소류, 해조류, 버섯류를 넉넉히 섭취합니다.
- 천천히 20분 이상 꼭꼭 씹어 먹습니다.
- 도정이 덜 된 형태로 섭취합니다.
  (예: 흰밥 ⇒ 현미밥, 흰빵 ⇒ 호밀빵)
- 산도가 높은 식초, 레몬즙을 조리 시 이용합니다.
- 액체나 갈아서 먹는 형태의 탄수화물은 흡수가 빠르므로 주스보다는 생과일, 생채소로 섭취합니다.

좀 더 알고 싶어요

Q 영양성분표시란?

A 영양성분표는 각 제품의 일정량(100 g, 100 mL, 1회 분량 등)에 함유된 영양소의 함량을 표시해 놓은 표입니다. 영양성분표에는 열량, 탄수화물/당류, 단백질, 지방/포화지방/트랜스지방/콜레스테롤, 나트륨의 함량이 표시되어 있습니다.

영양성분표를 읽을 때는 먼저 기준량을 확인해야 합니다. 각 식품마다 기준량이 다르기 때문에 기준량을 먼저 파악해야 내가 섭취한 영양소의 양을 알 수 있습니다.

영 양 성 분
1회 제공량 1컵(200 mL)   총 5회 제공량(1,000 mL)

1회 제공량당	함량	%영양소기준치
열량	125 kcal	
탄수화물	10 g	3%
당류	4 g	
단백질	8 g	13%
지방	6 g	12%
포화지방	2 g	13%
트랜스지방	0 g	
콜레스테롤	25 mg	8%
나트륨	60 mg	3%

★ %영양소기준치 : 1일 영양소기준치에 대한 비율

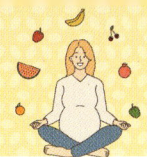

❓ 식사조절을 잘하기 위해 지켜야 할 사항은?

- ✅ 식사량을 지킵니다.

- ✅ 식사 시간을 적절하게 배분합니다.
  3끼의 식사와 우유, 과일 등은 간식으로 이용합니다. 혈당이 불규칙한 경우에는 엄격한 식사 배분이 필요합니다.

- ✅ 취침 전 간식을 섭취합니다.
  임신당뇨병의 특성은 대부분 새벽에 저혈당이 발생하기 쉬우므로 이를 예방하기 위해 취침 전 간식이 필요합니다. 또한 공복 시간이 길어지면 필요한 에너지가 적절히 이용되지 못하여 케톤을 발생시킬 수 있으므로 이를 예방하기 위해서도 필요합니다.

- ✅ 단순당의 섭취를 제한합니다.
  설탕, 사탕, 초콜릿, 주스 등의 단순당은 급격하게 혈당을 상승시키므로 섭취를 제한합니다.

- ✅ 기름기가 많은 음식을 삼가합니다.
  튀김, 중국음식, 기름이 많은 육류 등의 섭취를 삼가합니다.

- ✅ 섬유소의 섭취를 늘립니다.
  생채소, 생과일, 잡곡 등에 있는 섬유소는 급격한 혈당 상승을 방지하며 포만감을 주고 변비를 예방할 수 있으므로 섭취량을 늘립니다.

- ✅ 술, 담배, 음료수, 카페인이 든 음료 등을 삼가합니다.

- ✅ 식후 운동을 권장합니다. 그러나 의사와 상의하도록 하며 태아의 상태를 고려하여 무리하지 않도록 합니다.

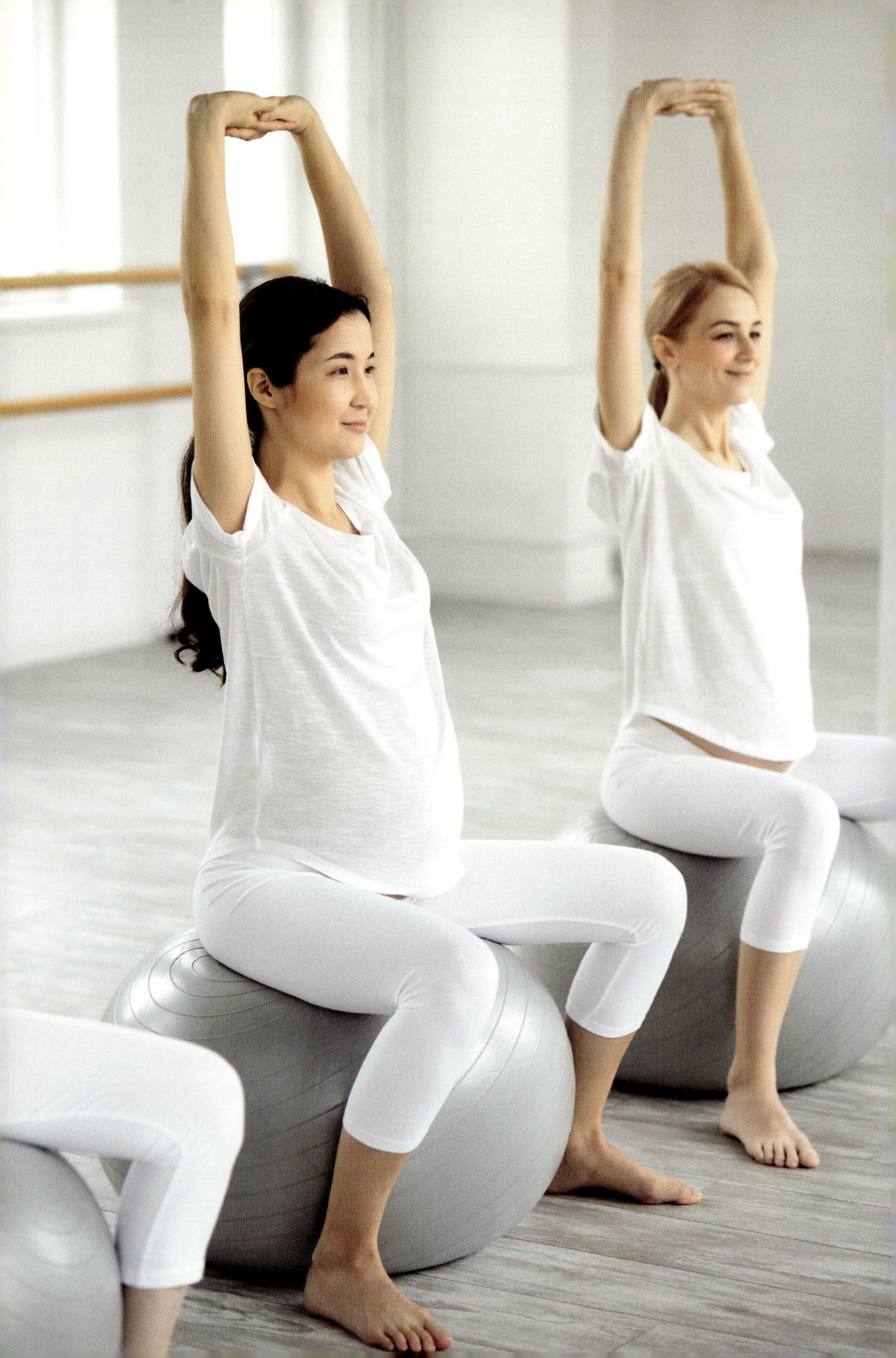

규칙적으로 운동하기

1 임신 중 운동을 왜 해야 하나요?

운동은 식사 관리와 더불어 임신부의 혈당 조절에 꼭 필요한 관리 방법입니다. 임신을 하면 체내 인슐린 요구량이 증가하게 됩니다. 하지만 규칙적인 운동을 통해 근육과 지방세포의 인슐린 감수성이 개선되면 적은 양의 인슐린만으로도 효과적인 혈당 조절이 가능해집니다. 또한 임신 중에 규칙적인 운동을 하면 다음과 같은 많은 이점이 있습니다.

임신 중 운동의 이점

- 인슐린 저항성을 개선하여 혈당 조절에 도움이 됩니다.
- 15~20분의 속보는 혈당을 20~40 mg/dL 정도 낮출 수 있습니다.
- 요통 및 골반 압박감을 감소시킵니다.
- 임신 중 체중조절에 도움이 되고 출산 후 비만을 예방합니다.
- 산모를 더 건강하게 하며 신체를 유연성 있게 해줍니다.
- 적정한 체력 상태를 유지하게 하여 순산할 수 있도록 도와줍니다.
- 스트레스를 줄이고 기분전환에 도움을 주어 '임신 우울증'을 예방합니다.

규칙적으로 운동하기

2 임신 중 운동을 왜 해야 하나요?

식사 후에 15~20분 정도 빠른 걸음으로 산책을 하면 식후 혈당이 약 20~40 mg/dL 정도 떨어질 수 있습니다. 따라서 매끼 식후 30분에 20~30분 운동할 것을 권장합니다. 운동은 준비 운동, 본 운동, 마무리 운동 순으로 합니다.

- **준비 운동은** 혈액순환을 촉진시켜 체온을 높이고, 근육을 이완시켜 운동 중에 일어날 수 있는 근육이나 관절의 상해를 방지하는 역할을 합니다. 운동 전에 가벼운 스트레칭 체조, 맨손 체조, 가벼운 걷기 등을 5~10분 합니다.

- **본 운동은** 수중 걷기, 수영, 아쿠아로빅, 팔을 앞뒤로 흔들면서 걷기, 체중 부하가 적은 상체 운동 등의 유산소 운동을 20~30분 합니다. 유산소 운동을 하면 혈당을 낮추고 체지방 조절은 물론 심폐기능의 향상에도 큰 도움이 됩니다.

- **마무리 운동은** 피로회복에 도움이 됩니다. 운동 후 가벼운 걷기, 맨손 체조, 스트레칭 체조 등을 5~10분 합니다. 추운 날이나 몸이 무겁다고 느끼는 날은 좀 더 길게 하면 좋습니다. 운동 후 30분 정도 휴식을 취하는 것이 좋습니다.

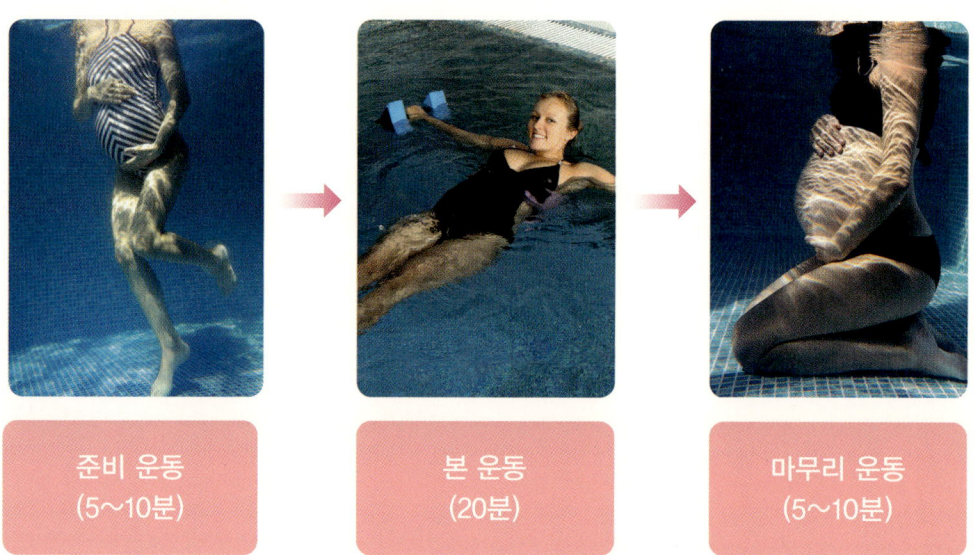

준비 운동 (5~10분) → 본 운동 (20분) → 마무리 운동 (5~10분)

규칙적으로 운동하기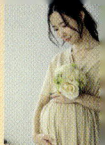

3 운동 시 어떤 점을 주의해야 할까요?

일반적으로 임신 기간 동안 적절한 운동을 유지하는 것은 건강한 임신 및 출산에 도움이 됩니다. 그러나 특정 상황에서는 무리한 운동이 해가 될 수도 있기 때문에 주의가 필요합니다.

✅ 운동을 시작하기 전에 다음과 같은 경우는 반드시 의사의 상담을 받습니다.
- 3회 이상 유산한 경험이 있는 경우
- 조산한 경험이 있는 경우
- 쌍둥이를 임신한 경우
- 임신 고혈압(140/90 mmHg)이 있는 경우
- 태아의 발육지연이 있는 경우
- 심혈관질환이 있는 경우
- 질 출혈이 있는 경우

✅ 운동 중에 다음과 같은 증상이 있으면 운동을 중단하고, 병원에 문의합니다.
- 빈번한 자궁수축이 있는 경우
- 허리, 골반 및 복부 통증이 있는 경우
- 어지러운 경우
- 숨이 차는 경우
- 가슴이 두근거리는 경우
- 질 출혈이나 비정상적인 분비물이 나오는 경우

규칙적으로 운동하기

- ✅ 운동 강도는 '옆 사람과 가볍게 이야기 할 수 있고, 살짝 땀이 나는 정도'로 하거나 운동 중 심박수를 다음과 같이 유지하는 것이 효과적입니다. 만약 아랫배가 단단해지거나 경련이 있으면 운동을 멈추고 병원에 연락하도록 합니다.

임신 기간	목표 심박수(1분당)	목표 심박수(10초당)
< 20	140~155	23~26
20~29	135~150	22~25
30~39	130~145	21~24
≥ 40	125~140	20~30

- ✅ 운동은 10분 간격으로 2~3번 나누어서 실시하는 것이 좋으며 중간에 3~5분 정도 휴식을 갖도록 합니다. 힘든 운동을 15분 이상 지속하면 부상이 생길 위험이 높습니다.
- ✅ 운동 후 30분 정도 휴식을 취하면서 자궁수축이 있는지 또는 태아의 움직임을 세어봅니다. 만일 자궁수축이 지속된다면 산부인과에 방문합니다.
- ✅ 임신상태에서는 탈수의 위험도가 높기 때문에 운동 전후 물을 충분히 마시도록 합니다.
- ✅ 태아는 상승된 체온을 분산시킬 수 있는 능력이 부족하기 때문에 체온을 많이 올리는 운동은 피합니다. 또한 습하거나 더운 날은 야외 운동은 피합니다.
- ✅ 출산일이 가까워질수록 관절이나 인대가 점차 느슨해지기 때문에 이러한 부위가 다치기 쉬우므로 무리한 스트레칭, 갑자기 움직이거나 방향을 바꾸는 동작, 반동을 주는 운동 등은 삼가합니다.
- ✅ 임신 후반기로 갈수록 심한 운동은 조산의 위험이 있으므로 피하고, 상체 운동 위주로 합니다.
- ✅ 운동량, 운동 전후 혈당치, 태아의 움직임 상태 등을 정확하게 기록합니다.

혼자서도 할 수 있는 스트레칭 따라하기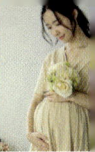

🚶 스트레칭

- 반동을 주지 않고 충분히 스트레칭된 상태에서 약 10~15초 정도 동작을 정지했다 복귀합니다.
- 자연스러운 호흡으로 통증을 느끼지 않는 범위 내에서 합니다.
- 전체적으로 2세트 정도 반복합니다.

목 스트레칭

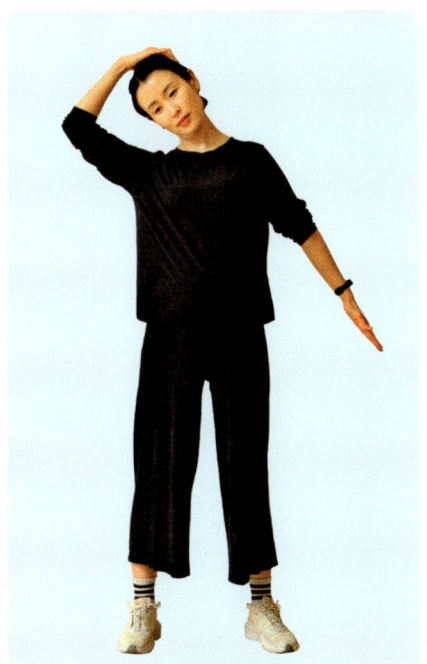 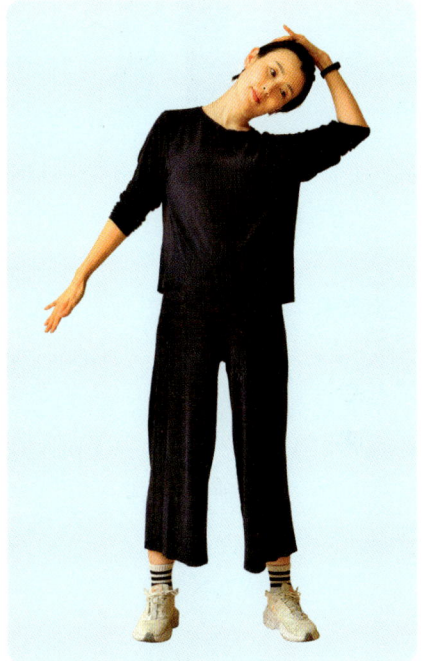

양쪽 어깨에 머리가 닿는 느낌으로 목을 좌, 우로 가볍게 10초 이상 눌러줍니다.

규칙적으로 운동하기

목 스트레칭

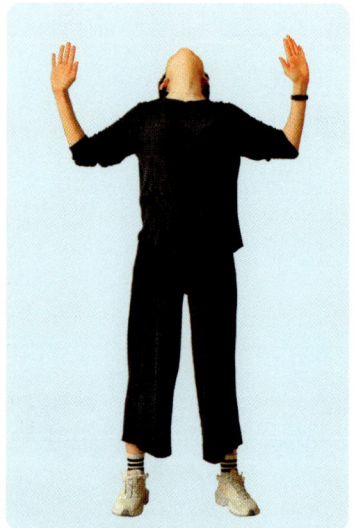 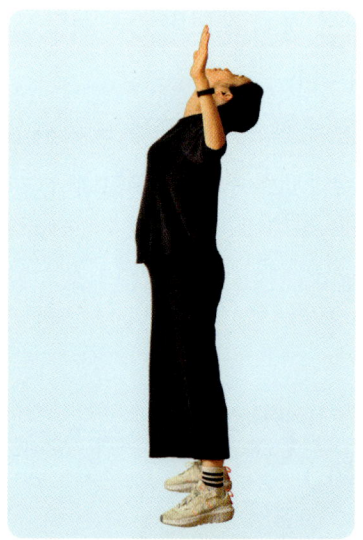

양팔을 들고 어깨 견갑골을 모아주면서 10초 이상 고개를 젖혀줍니다.

어깨 스트레칭

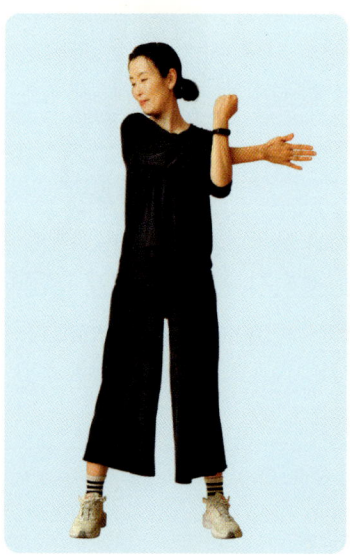 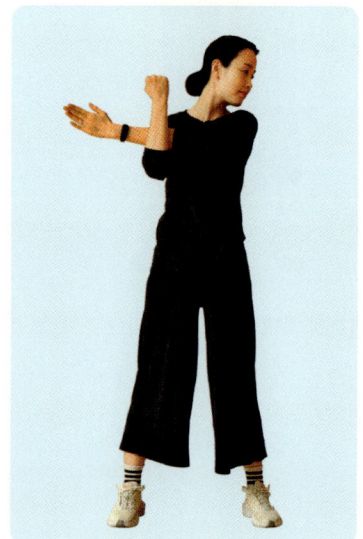

팔을 어깨 높이로 몸 앞 쪽에서 가로 질러 놓은 다음 반대 팔을 팔꿈치 위쪽에 댑니다. 숨을 내쉬고 천천히 팔꿈치를 10초 이상 눌러 줍니다. 반대쪽도 같은 방법으로 합니다.

혼자서도 할 수 있는 스트레칭 따라하기

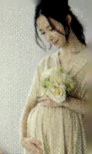

몸통 스트레칭

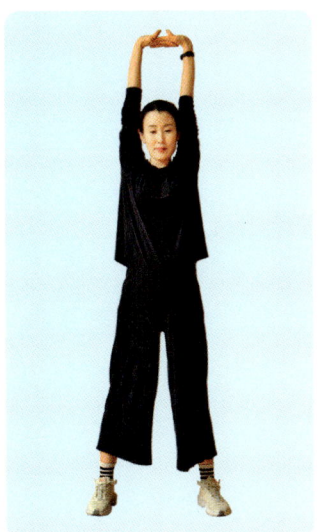
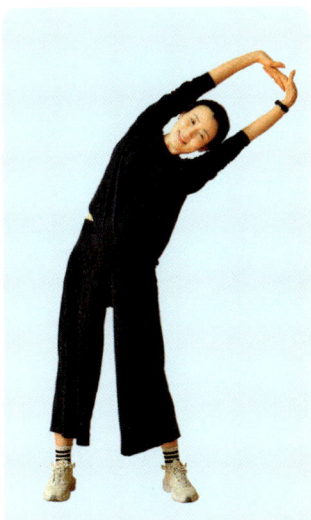
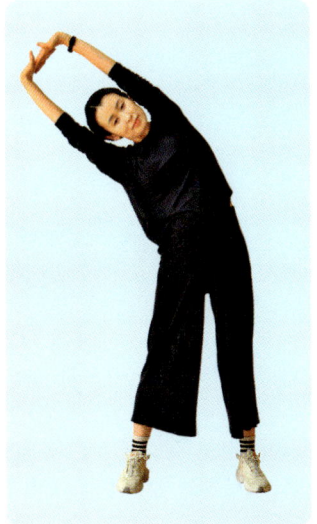

양팔을 위로 10초 이상 쭈욱 뻗어줍니다. 그 후 한쪽 방향으로 몸통을 구부려서 10초 이상 뻗어줍니다. 반대쪽도 같은 방법으로 합니다.

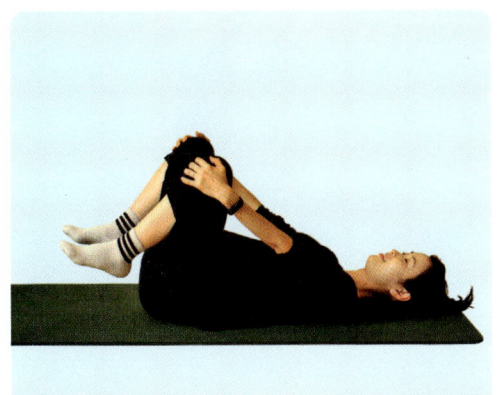
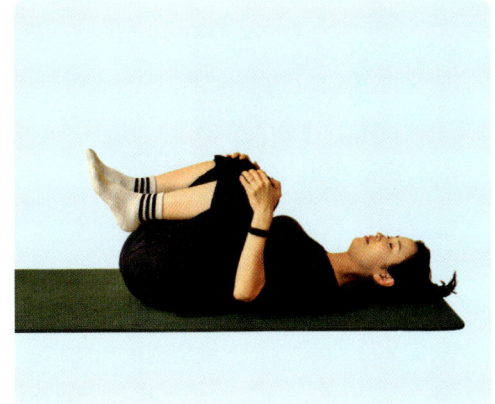

누워서 양쪽 다리를 구부리고 10초 이상 양손으로 당겨 줍니다. 무릎에 통증이 있을 경우 허벅지를 잡고 당겨 주는 것이 좋습니다.

규칙적으로 운동하기

몸통 스트레칭

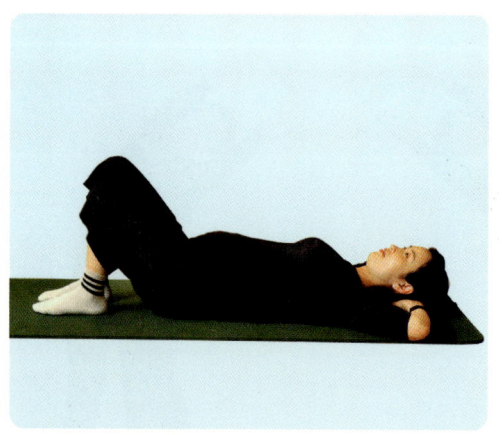 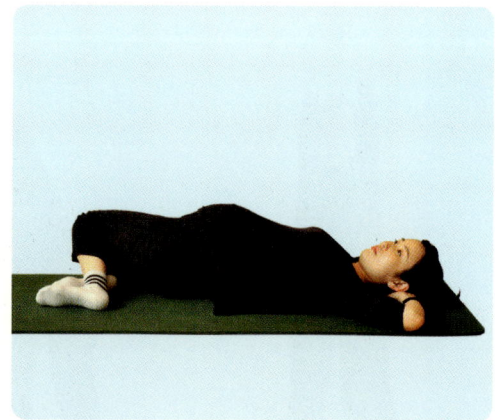

무릎을 세운 상태에서 한쪽 방향으로 10초 이상 최대한 내려줍니다. 상체는 움직이지 않게 고정시킨 상태에서 하는 것이 좋습니다. 반대쪽도 같은 방법으로 합니다.

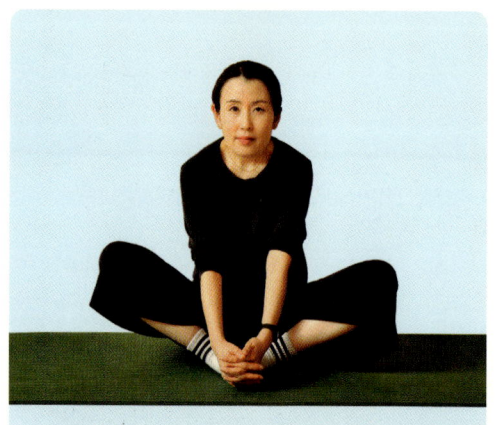 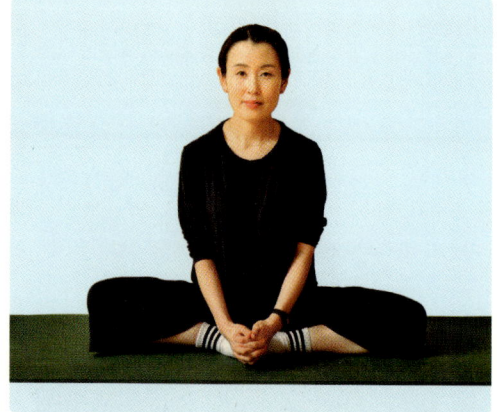

발바닥을 서로 마주보게 한 뒤 양손을 이용하여 잡습니다. 손으로 잡은 상태에서 허리를 10초 이상 쭈욱 펴줍니다. 이 때 턱을 당긴 후 시선은 정면을 보는 것이 좋습니다.

혼자서도 할 수 있는 스트레칭 따라하기

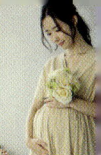

다리 스트레칭

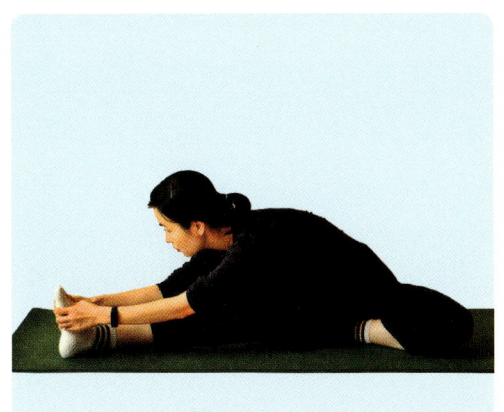 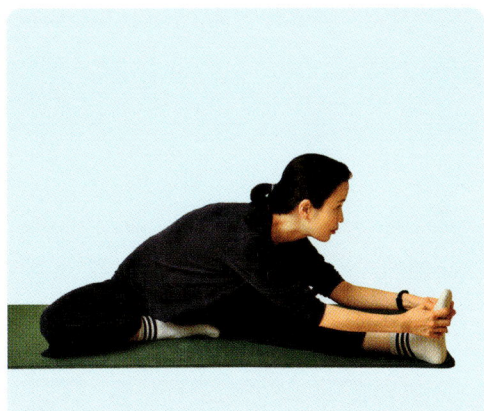

한쪽 다리를 옆으로 뻗고 양손을 이용하여 발 끝을 잡습니다. 이 때 무릎이 구부러지지 않도록 하고 10초 이상 상체를 숙여줍니다. 반대쪽도 같은 방법으로 합니다.

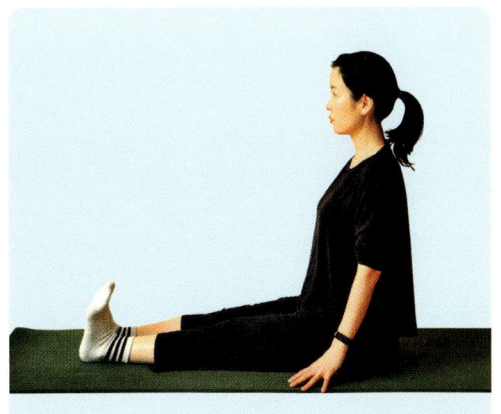 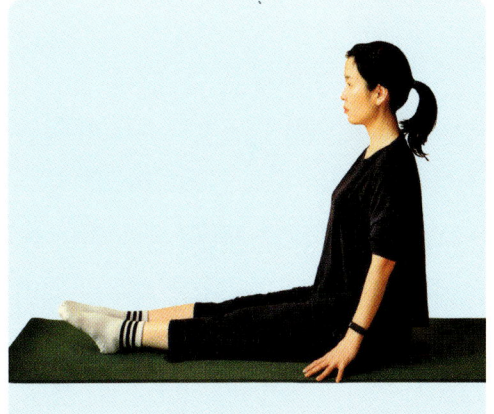

앉은 상태에서 양쪽 다리를 쭉 폅니다. 양발을 몸 쪽으로 당기고, 앞으로 숙이기를 각각 30회 이상 반복합니다.

규칙적으로 운동하기

🏃 근력운동

근력운동은 근육의 힘을 유지시켜 주는 역할을 합니다. 근력이 향상되면 인슐린 감수성이 증진되므로 혈당 조절에도 효과적으로 작용합니다. 임신부에게 안전한 근력운동은 다음과 같습니다.

- **밴드를 이용한 근력운동**
: 나에게 맞는 강도의 고무밴드를 사용하면 관절에 무리 없이 근육을 강화시킬 수 있습니다.

- **아령(덤벨)을 이용한 근력운동**
: 0.5~1 kg의 가벼운 중량으로 반복횟수를 늘리면서 합니다.

- **체중을 이용한 근력운동**
: 자신의 체중을 이용하여 근력운동을 합니다.

★ 근력운동 주의점
- 각 세트 사이에 10~15초 정도 휴식 시간을 가지는 것이 좋습니다.
- 각 동작은 8~10회 반복하며, 전체적으로 2~3세트 정도 하는 것이 좋습니다.
- 호흡은 참지 말고 자연스럽게 하며 동작은 가능한 한 천천히 합니다.
- 1주일에 적어도 2~3일은 해주는 것이 좋습니다.

혼자서도 할 수 있는 근력운동 따라하기

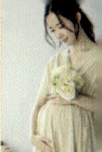

밴드를 이용한 상체 근력운동

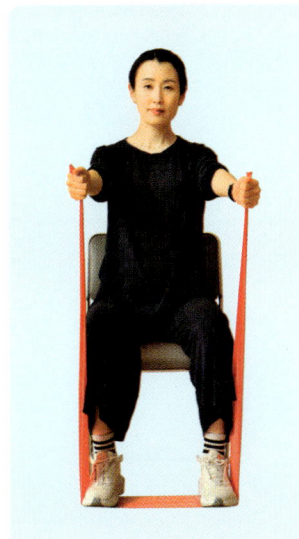
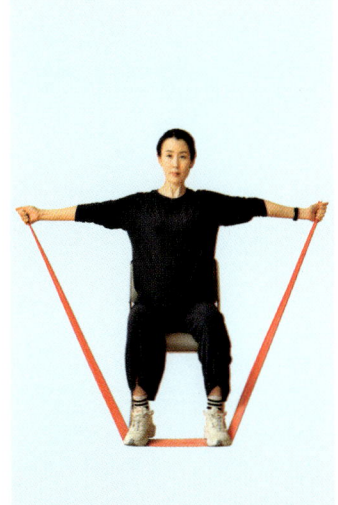
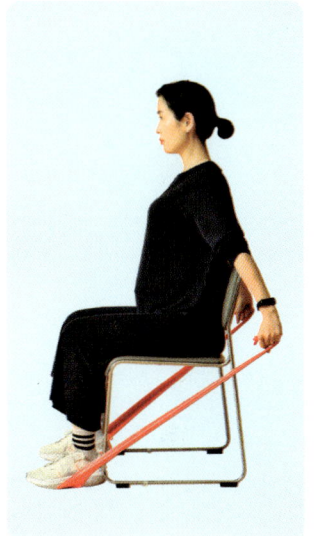

양발로 밴드를 밟고 팔을 편 상태에서 앞으로, 옆으로, 뒤로 밴드를 잡아올리고 천천히 내립니다.
각 동작은 10회 반복, 2세트를 합니다.

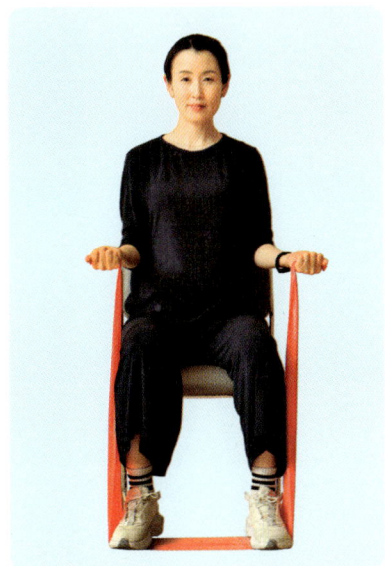
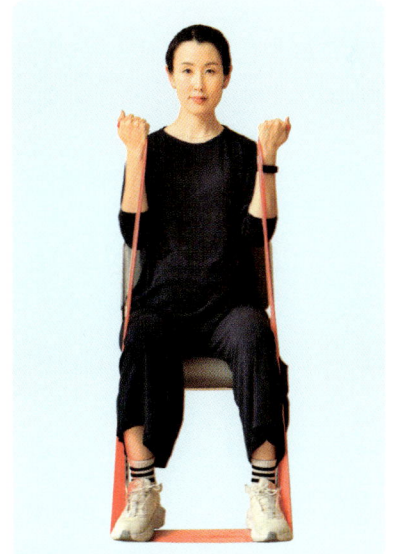

양발로 밴드를 밟고 팔꿈치를 구부려 밴드를 잡아올리고 천천히 내립니다.
각 동작은 10회 반복, 2세트를 합니다.

규칙적으로 운동하기

상체 근력운동(물병 또는 아령 운동)

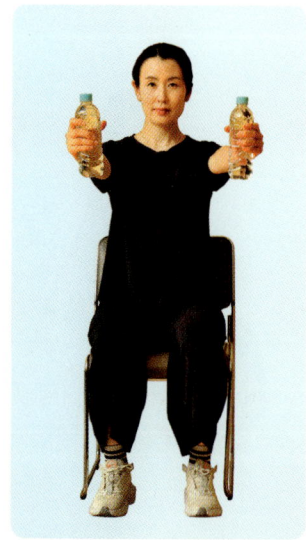 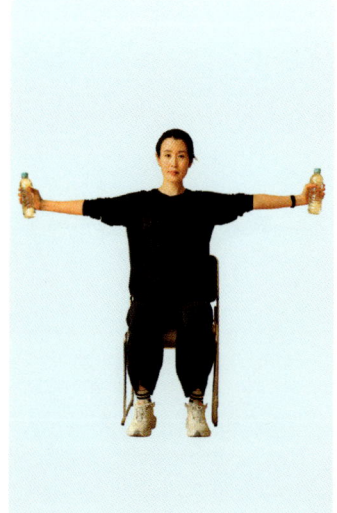 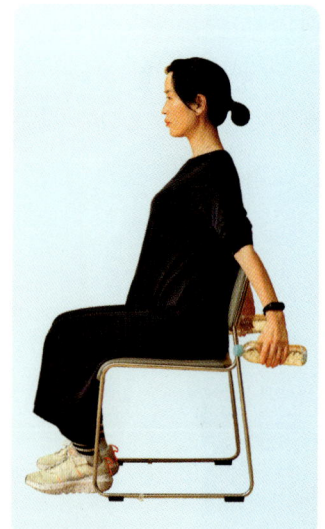

양손에 물병을 잡고 팔을 편 상태에서 앞으로, 옆으로, 뒤로 들어주고 천천히 내립니다.
각 동작은 10회 반복, 2세트를 합니다.

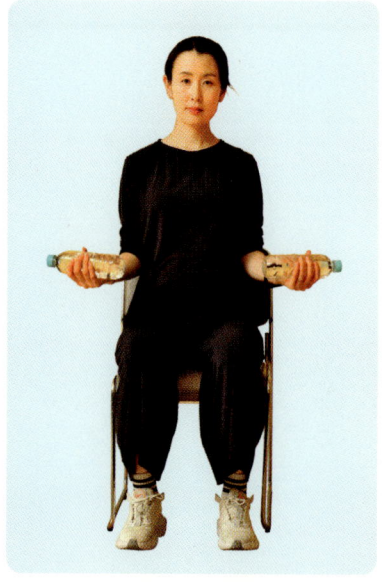 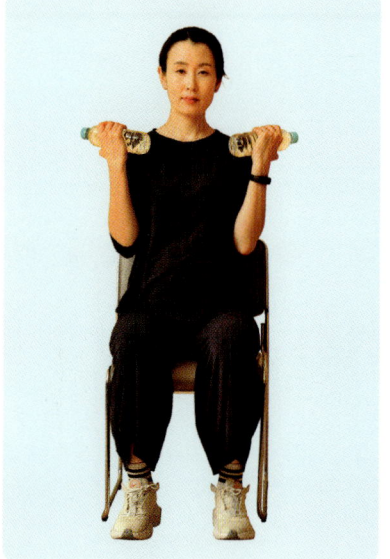

양손에 물병을 잡고 팔꿈치를 구부려 들어주고 천천히 내립니다.
각 동작은 10회 반복, 2세트를 합니다.

혼자서도 할 수 있는 근력운동 따라하기

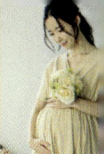

하체 근력운동

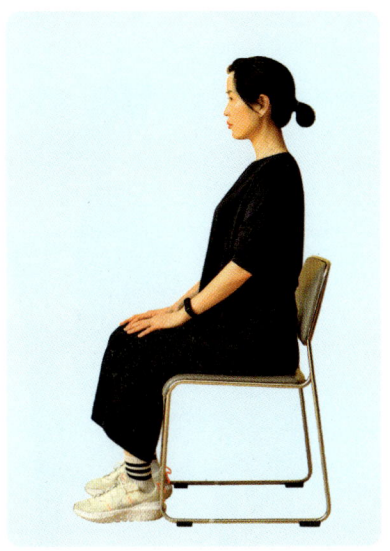
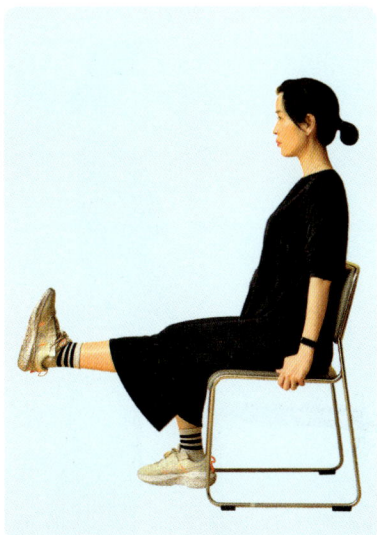

의자에 앉은 상태에서 한쪽 다리를 들고 5초 이상 버틴 후 내립니다.
반대쪽도 같은 방법으로 합니다. 각 동작은 10회 반복, 2세트를 합니다.

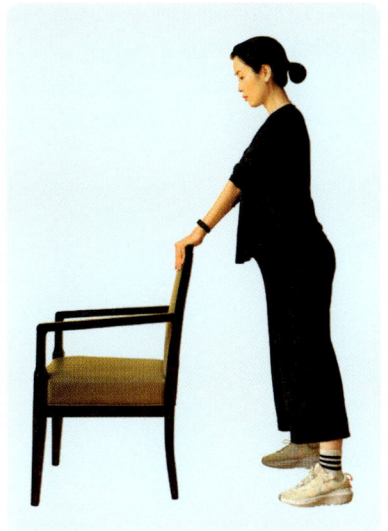
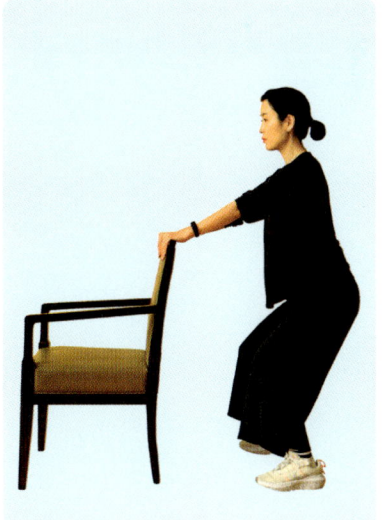

다리를 어깨 넓이 이상으로 벌리고 의자 등받이를 잡고 섭니다.
의자 등받이에 손을 대고 사진처럼 천천히 앉았다가 일어납니다.
각 동작은 10회 반복, 2세트를 한다.

규칙적으로 운동하기

하체 근력운동

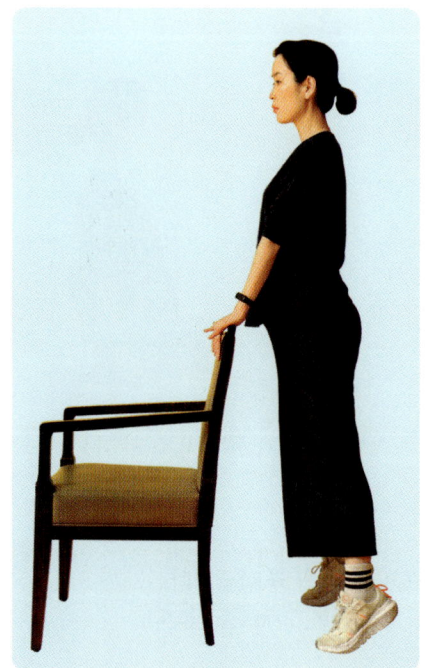 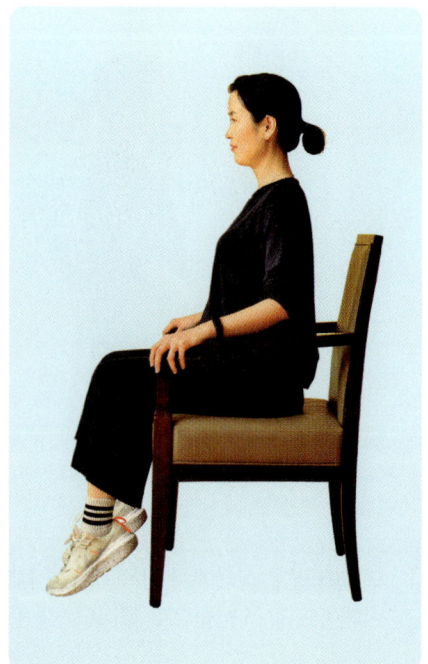

다리를 어깨 넓이로 벌리고 발뒤꿈치를 들어올렸다가 내립니다. 의자에 앉아서 같은 방법으로 하셔도 좋습니다. 각 동작은 10회 반복, 2세트를 한다.

혼자서도 할 수 있는 근력운동 따라하기

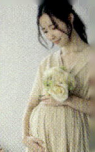

몸통 근력운동

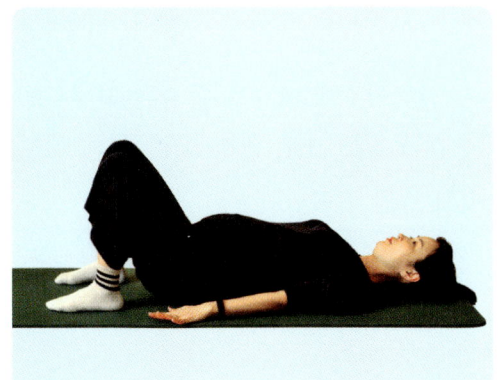 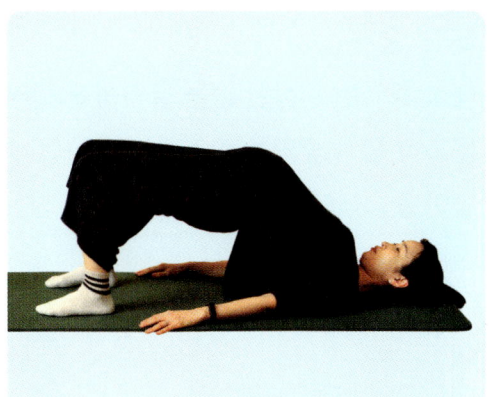

누운 상태에서 다리는 어깨 넓이로 벌리고 엉덩이를 최대한 올렸다가 5초 이상 버틴 후 천천히 내립니다. 각 동작은 10회 반복, 2세트를 합니다.

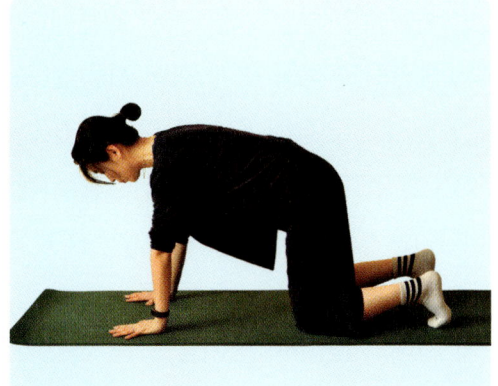 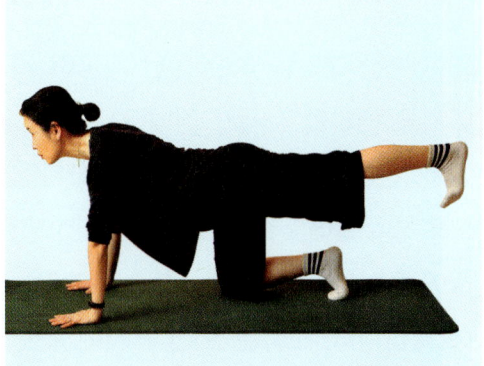

사진처럼 자세를 취한 상태에서 다리를 뒤로 뻗어줍니다. 이 때 몸의 균형이 틀어지지 않게끔 복부 및 허리에 힘을 주고 5초 이상 버팁니다. 반대쪽도 같은 방법으로 합니다. 각 동작은 10회 반복, 2세트를 합니다.

규칙적으로 운동하기

4 태교에 도움이 되는 운동들

태교 요가

태교 요가는 긴장된 몸을 유연하게 풀어 주고, 심신의 휴식과 안정을 도모함으로써 몸과 마음의 평안을 찾아주는 운동입니다. 1주일에 3회 이상, 30~60분 정도 하는 것이 좋습니다. 태교 요가는 다음과 같은 효과가 있습니다.

- 임신 기간 중 정신건강에 도움
- 자연분만은 물론 태아의 성장 발달에 도움
- 요통 및 부종 예방
- 출산 후 산모의 회복과 이후의 건강한 삶에 도움

태교 수중 운동

수중 운동을 하면 무거운 자궁을 지탱하고 있던 근육의 부담을 줄일 수 있습니다. 또한 수중 운동을 하는 동안 자궁이 물속에서 편안하게 둥둥 뜨게 되어 자궁 안의 아기도 편안한 자세가 됩니다. 하지만 배가 팽팽하게 긴장해 있거나 출혈이 있는 경우, 컨디션이 좋지 않을 때는 하지 않는 것이 좋고, 20~30분 정도의 운동 시간으로 일주일에 2~3회 정도 하는 것이 좋습니다.

물에 들어가기 전, 수중 운동 후 간단한 스트레칭을 통해 몸의 긴장을 풀어주는 것이 좋습니다. 보통은 오전 10시에서 오후 2시 사이, 자궁수축이 가장 드문 시간에 해주시는 것이 좋습니다. 태교 수중 운동은 다음과 같은 효과가 있습니다.

- 다리 부기와 허리 통증 완화
- 순산에 도움

규칙적으로 운동하기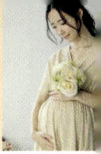

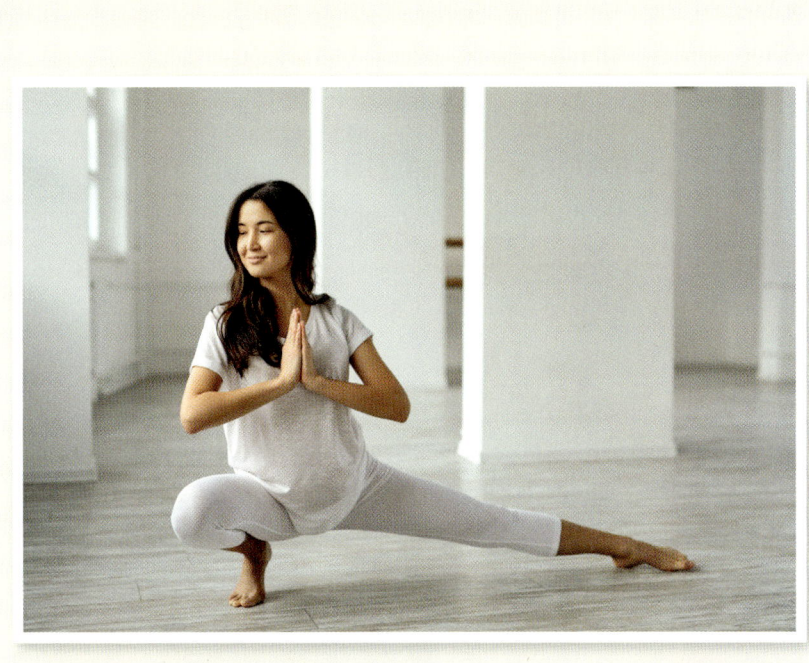

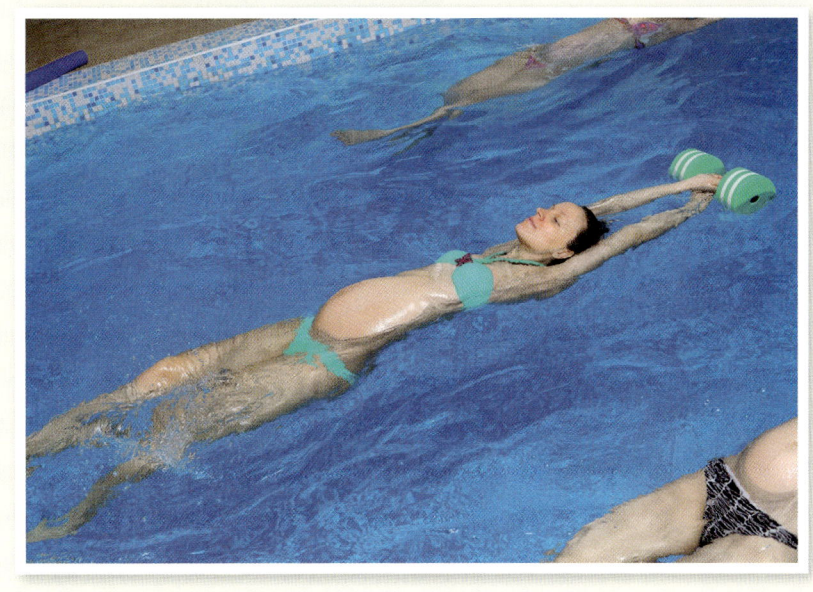

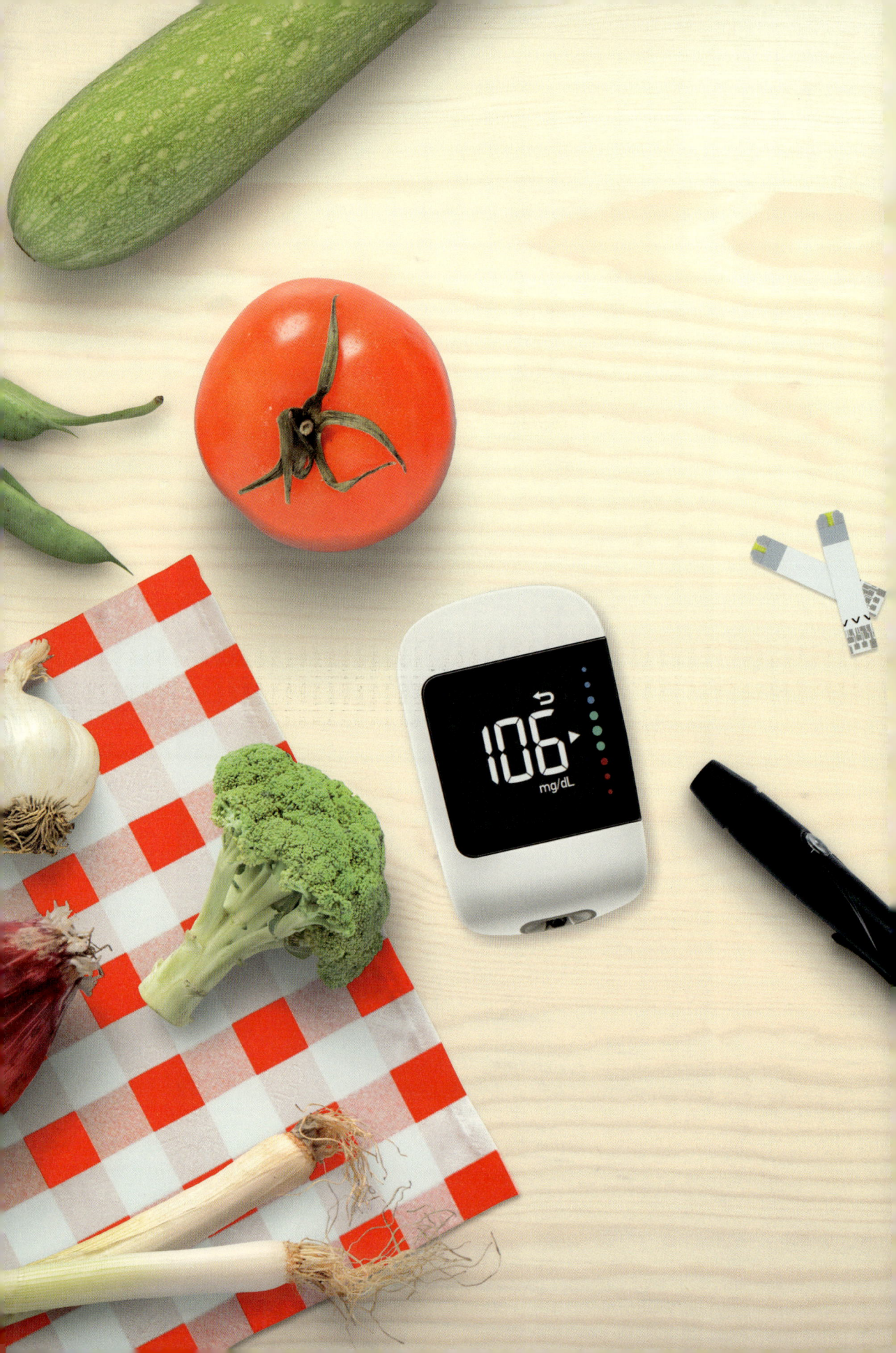

혈당측정하기

CHAPTER 3

1 임신 중 혈당측정은 왜 해야 하나요?

혈당은 혈중 포도당을 말하며, 매 순간 변하는 특성이 있습니다. 혈당을 측정하면 식사, 운동, 스트레스 등 생활습관이 어떻게 혈당에 영향을 주는지 파악하여 생활습관을 개선하는 데 도움을 받을 수 있습니다. 특히, 인슐린 주사를 하는 경우에는 혈당 수치를 기준으로 인슐린 용량을 조정하므로 혈당측정이 반드시 필요합니다. 혈당측정을 통해 혈당에 영향을 주는 요인을 파악한 후, 생활습관을 구체적으로 개선하는 것이 필요하며, 이러한 노력은 간절한 의지와 바람에서 출발할 수 있습니다.

태아를 돌보는 가장 중요한 사람은 _____님 자신입니다.

임신 중 혈당측정의 이점

혈당검사를 하면 다음과 같은 좋은 점이 있습니다.

- 목표 혈당 조절 정도를 확인할 수 있습니다.
- 식사, 운동, 감정상태에 따라 혈당이 어떻게 변하는지 알 수 있습니다.
- 식사요법, 운동요법의 효과를 평가할 수 있습니다.
- 저혈당과 고혈당, 케토산증의 위험으로부터 태아와 임신부를 보호할 수 있습니다.
- 스트레스 요인을 점검하고 관리할 수 있습니다.
- 인슐린 치료가 필요한지 결정 할 수 있습니다.
- 인슐린 종류, 인슐린 용량이 적절한지 평가하여 조정할 수 있습니다.

혈당측정하기

2 혈당측정 방법은?

혈당 수치를 확인하는 방법은 다음과 같이 두 가지 방법이 있습니다.

1. 자가혈당측정

채혈기로 손 끝을 찔러 채혈을 한 후 혈당측정기를 이용하여 혈액 중의 포도당 농도를 측정합니다.

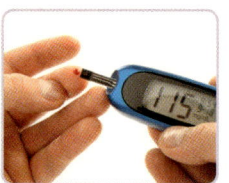

2. 연속혈당측정

채혈없이, 복부나 팔의 피부 아래에 센서를 삽입 후 센서를 통해 세포 간질액의 포도당 농도를 측정하여 스마트 폰 앱에서 혈당 수치를 확인합니다. 기기마다 차이는 있지만 센서 부착 후 7~15일 동안 채혈을 하지 않아도 실시간 혈당 수치를 확인할 수 있고, 혈당의 변화 속도와 방향을 보여주는 추세화살표가 있어 저혈당과 고혈당을 신속하게 대처할 수 있습니다.

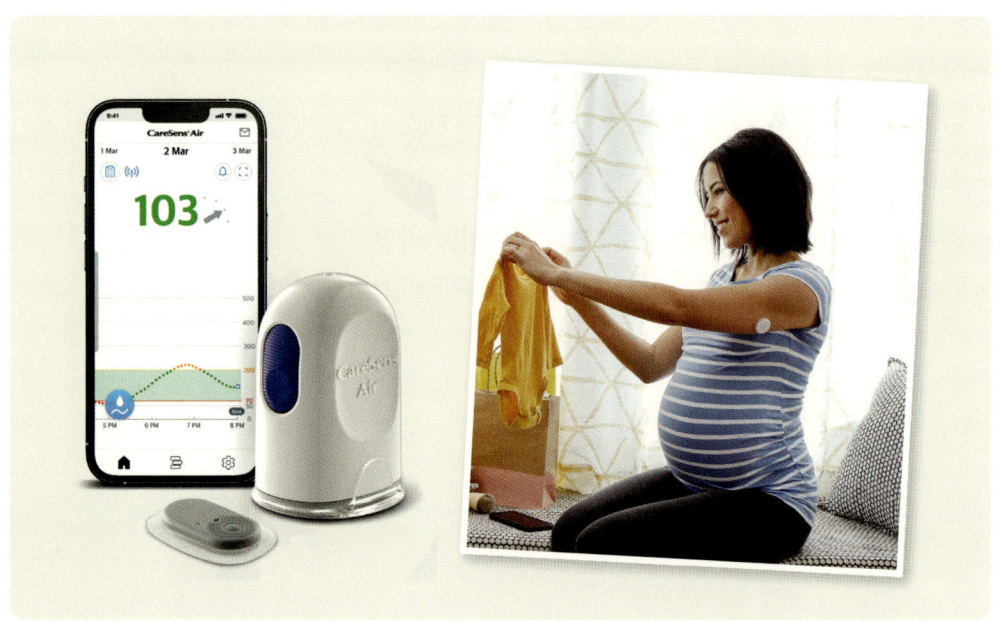

혈당측정하기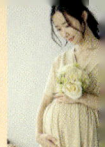

3 혈당측정은 어떻게 하나요?

국내에서 판매되는 혈당측정기 종류는 다양합니다. 혈당측정기마다 검사지, 혈액 주입량, 혈액 주입 방법, 혈당측정 소요 시간 등이 다르므로 올바른 사용방법을 배워 측정하도록 합니다.

- 준비물

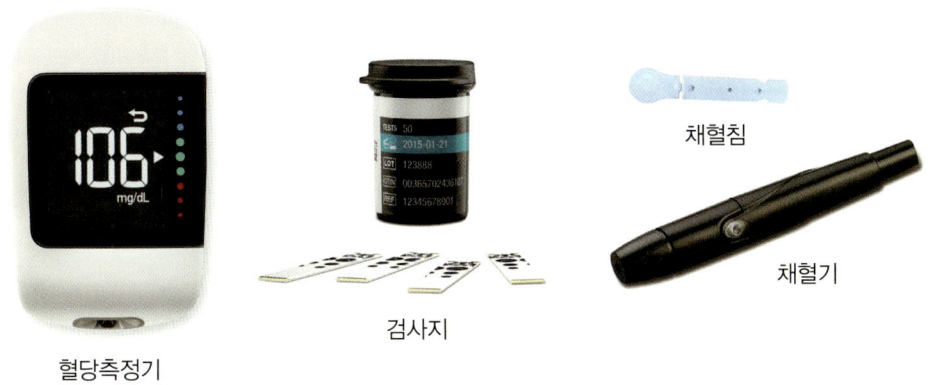

- 혈당측정 방법

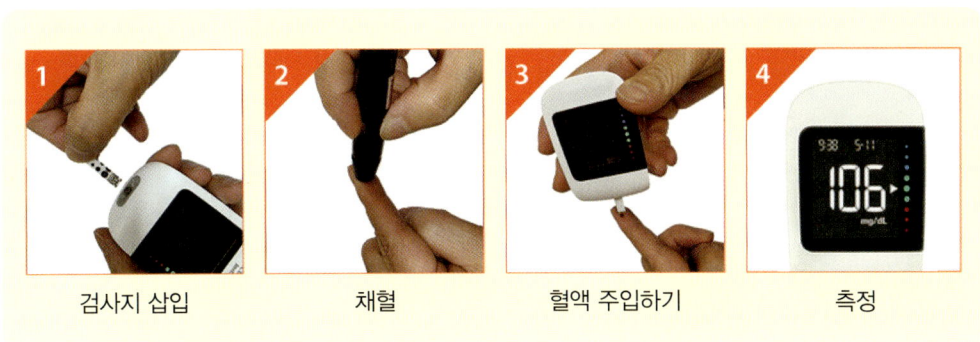

혈당측정하기

4 올바른 채혈 방법은?

1. 따뜻한 물로 손 씻기

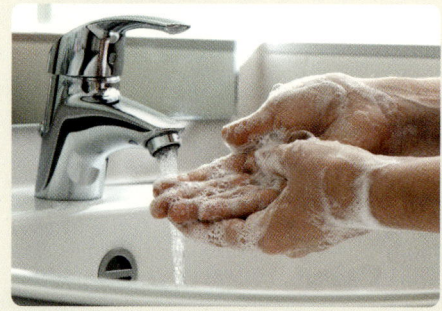

알코올 사용 시에는 완전히 마른 후 채혈해야 정확합니다.

2. 채혈부위는 손가락 측면 이용하기

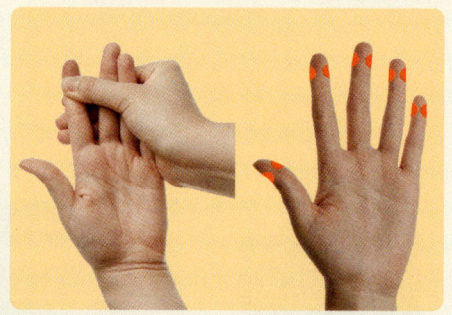

측면을 이용하는 것이 통증이 덜합니다.

3. 채혈부위 매번 바꾸기

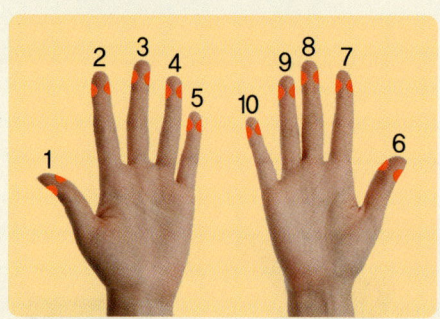

채혈부위를 바꾸는 것이 피부손상을 줄입니다.

4. 적절한 채혈침의 깊이 선택하기

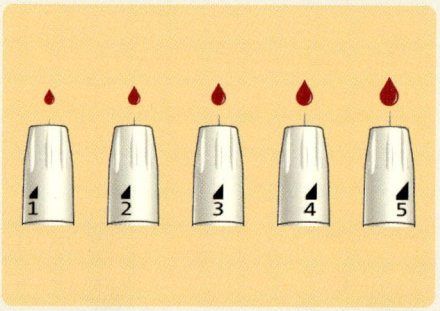

채혈침의 숫자 또는 기호가 클수록 깊게 찌르게 되어 충분한 혈액을 얻을 수 있으나 통증이 더합니다.

혈당측정하기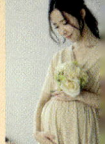

5 정확한 혈당측정을 위한 점검 사항은?

- 시험지의 유효 기간 확인하기

  개봉한 시험지는 3개월 안에 사용하도록 하며, 유효 기간이 지난 시험지는 혈당측정이 안 되거나 결과가 부정확합니다.

- 시험지 보관 방법 점검하기

  습기, 직사광선, 열을 피해서 2~30 ℃ 정도의 건조한 곳에서 보관합니다. 시험지를 꺼낸 후 즉시 뚜껑을 닫아 습기와의 접촉 시간을 줄이도록 합니다.

- 시험지 코드 확인하기

  시험지(strip)와 혈당측정기의 코드번호가 일치하지 않으면 검사 결과가 정확하지 않으므로 코드를 맞추도록 합니다. 대부분의 제품은 코드가 자동으로 인식됩니다.

혈당측정하기

6 혈당측정은 얼마나 자주해야 하나요?

혈당 관리가 매우 중요하므로 하루에 5~7회 측정해야 합니다. 이것은 매우 자주 하는 것처럼 보이나 태아의 건강을 위해 반드시 필요하고 가치 있는 일입니다.

- 인슐린 주사를 하지 않는 경우
  하루에 5회(아침 식전, 매 식후 1시간, 취침 전) 이상 혈당측정을 합니다. 거대아를 출산할 확률이 주로 식후 혈당과 연관이 있기 때문에 아침 공복 혈당과 매 식후 혈당을 측정하도록 합니다.

- 인슐린 주사를 하는 경우
  하루에 7회(매 식전과 식후 1시간, 취침 전) 혈당측정을 합니다.

- 추가로 혈당측정이 필요한 경우

  - 새벽 2~3시: 야간 저혈당 또는 아침 공복 혈당이 높을 때
  - 저혈당 증상을 느낄 때, 저혈당 대처 15분 후
  - 육체적 심리적 스트레스가 심할 때
  - 몸이 아플 때

임신당뇨병 임신부의 1/3이 식후 혈당을 80% 이상 측정하지 않는 것으로 보고되었습니다. 식후 혈당이 태아에게 더 많은 영향을 주므로 매 식후 혈당을 꼭 측정합니다. 식후 1시간 혈당측정은 첫 숟가락 뜬 시점부터 1시간 되는 시점에 측정합니다.

혈당측정하기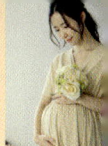

7 당뇨 수첩 또는 당뇨관리 앱에 무엇을 기록하나요?

당뇨 수첩 또는 당뇨관리 앱을 이용하여 혈당 수치와 식사, 운동, 기분 상태, 체중, 케톤 검사 결과 등을 자세히 기록합니다.

날짜	구분	아침		점심		저녁		취침 전	케톤	체중
		전	후	전	후	전	후			
6/2	혈당치	90	130	<u>69</u>	120	87	<u>150</u>	130	–	60 Kg
	인슐린	중간형 : 12단위 초속효성 : 4단위		초속효성 : 4단위		초속효성 : 4단위				
	식사 운동 기타	밥 반 공기 계란 1개 나물 2접시 운동 40분		밥 1/3공기 감자 1개 두부 2/5모 나물 1접시 운동 20분 감기기운 있음		밥 2/3공기 고기 2토막 버섯볶음 운동 10분				

- **식사:** 식사 종류와 양, 특히 탄수화물과 단백질 섭취량을 구체적으로 기록합니다.
  예: 밥 1/2공기, 생선 2토막, 나물 2접시
- **운동:** 운동 시간과 종류를 기록합니다. 예: 걷기 30분
- **인슐린:** 인슐린 종류와 단위를 기록합니다. 예: 초속효성 4단위
- **케톤:** 케톤 검사를 한 후 검사지 통의 색상과 비교하여 표시합니다.
- **체중 :** 아침에 기상하여 화장실에 다녀온 후 바로 측정한 체중을 기록합니다.

> 혈당이 목표 범위보다 높거나 낮으면 무엇이 혈당에 영향을 주었는지 점검하여 개선하고, 인슐린 주사 시에는 반드시 인슐린 용량을 조정하도록 합니다. 병원에 방문할 때는 당뇨 수첩을 지참하도록 하며, 혈당 변화의 원인을 찾기 어려운 경우나 궁금한 점은 의료진에게 문의합니다.

혈당측정하기

8 연속혈당측정기의 종류와 사용 방법은?

국내에서 판매되는 연속혈당측정기는 여러 종류가 있습니다. 연속혈당측정기는 센서, 송신기(=트랜스미터), 수신기(리시버 또는 스마트폰의 앱)로 구성되어 있습니다. 사용하고자 하는 연속혈당측정기의 어플리케이션(앱)을 다운로드 한 후, 센서 삽입기를 이용하여 복부 또는 팔의 피하지방에 센서를 삽입하여 세포 간질액의 포도당 농도를 측정할 수 있습니다. 올바른 사용 방법에 대해서는 제품의 사용 설명서를 참조하도록 합니다.

덱스콤 G6	가디언 커넥트	프리스타일 리브레	케어센스 에어
삽입기	삽입기	삽입기	삽입기
송신기 및 센서	송신기 및 센서	센서	센서

덱스콤 G7		프리스타일 리브레 3	
삽입기		삽입기	
센서		센서	

혈당측정하기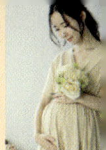

9 연속혈당측정기 사용의 장·단점은?

1형당뇨병 임신부를 대상으로 연속혈당측정기와 자가혈당측정기 사용에 따른 임신 중 당뇨관리를 비교한 연구에 따르면 연속혈당측정기를 이용하였을 때 혈당 조절을 잘하여 거대아의 발생률이 유의하게 낮았고, 제왕절개수술이 적었으며, 신생아 저혈당 감소, 신생아 중환자실 입원이 감소한 효과가 있었습니다. 미국내분비학회에 따르면 인슐린 치료를 하는 임신당뇨병 임신부에게 연속혈당측정기 사용을 가장 높은 단계의 근거 수준으로 권고하였습니다. 이러한 연속혈당측정기의 장·단점은 다음과 같습니다.

장점
- 손가락을 찌르지 않고 혈당 수치를 확인할 수 있습니다.
- 공유 기능이 있어 가족, 의료진 등과 혈당 수치를 공유할 수 있습니다.
- 외래 혈당 프로필(Ambulatory Glucose Profile, AGP)을 통해 일정 기간 모아진 혈당 데이터와 그래프를 통해 혈당 조절 정도를 파악하여 생활습관을 개선하고 인슐린 용량을 조정하는데 도움을 받을 수 있습니다.
- 저혈당과 고혈당, 혈당의 변동 등을 파악하여 혈당 관리에 도움을 받을 수 있습니다.

단점
- 비용에 대한 부담이 있습니다.
- 포도당은 혈액으로 먼저 갔다가 세포 간질액으로 들어가기 때문에 실제의 혈당 수치보다 5~15분 지연된 혈당 수치를 보일 수 있습니다. 따라서 저혈당 대처 후에는 반드시 자가혈당측정을 하는 것이 필요합니다.
- 센서 접착제에 의한 피부 알레르기나 자극이 있을 수 있습니다.

혈당측정하기

10 연속혈당측정기 측정 결과는 어디서 볼 수 있나요?

연속혈당측정기마다 애플리케이션(앱)이 있습니다. 스마트폰에 설치한 앱을 실행하고 근거리 무선 통신(NFC) 기능 또는 블루투스 기능을 활성화하면 스마트폰에서 실시간 혈당 수치와 다양한 보고서를 확인할 수 있습니다. 적어도 한 시간 간격으로 하루에 최소 10회 이상 혈당 수치를 확인하도록 합니다.

외래 혈당 프로필(Ambulatory Glucose Profile, AGP)은 일정 기간 모아진 혈당 데이터이며 목표 범위내 혈당, 저혈당, 고혈당, 혈당의 변동성 등의 표준화된 통계와 24시간 시간대별 혈당 추이 그래프, 요일별로 하루의 혈당 변화를 나타낸 일일 프로필 등 다양한 보고서로 구성되었습니다.

덱스콤 클라리티 앱	가디언 커넥트 앱	프리스타일 리브레 앱	케어센스 에어

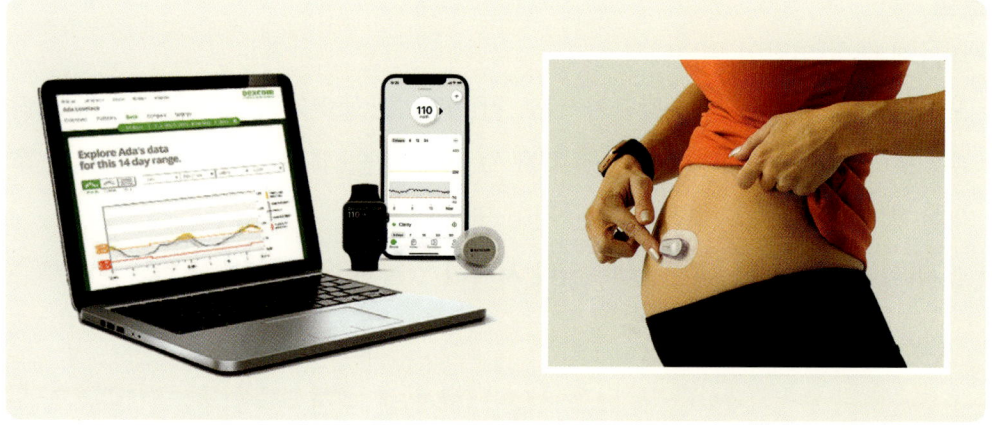

혈당측정하기

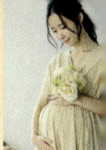

AGP 보고서 예시

혈당 통계 및 목표값

2023 5월 22 - 2023 6월 4 **14 일**
% 시간 CGM이 활성 상태임 **98%**

다음에 대한 범위 및 목표값 — 1형 또는 2형 당뇨병

혈당 범위 **목표값 수치의 %(시간/일)**
목표 범위 70-180 mg/dL   70%보다 큼 (16시간 48분)
70 mg/dL 미만   4%보다 작음 (58분)
54 mg/dL 미만   1%보다 작음 (14분)
180 mg/dL 초과   25%보다 작음 (6시간)
250 mg/dL 초과   5%보다 작음 (1시간 12분)

범위 (70-180 mg/dL)에서 시간의 각 5% 증가율은 임상적으로 유익합니다.

평균 혈당 **117 mg/dL**
혈당 관리 표시기 (GMI) **6.1% 또는 43 mmol/mol**
변동계수 % **30.5%**
백분율 변동 계수(%CV)로 정의됨, 목표값 ≤36%

범위 내 시간

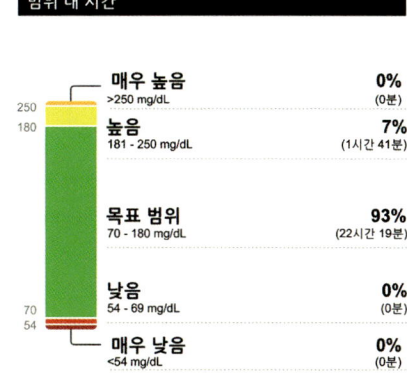

외래 혈당 프로필 (AGP)

AGP는 보고서 기간의 혈당 값을 요약한 것으로, 중앙값(50%) 및 기타 백분위수가 하루에 발생한 것처럼 함께 표시됩니다.

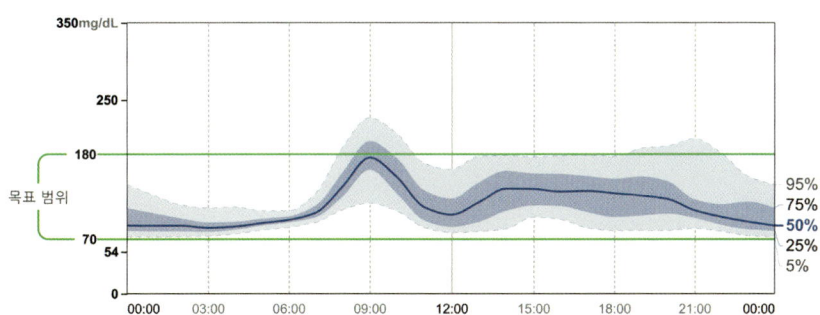

일일 혈당 프로필

각 일일 프로필은 자정에서 자정까지의 기간을 나타내며 왼쪽 상단 모서리에 날짜가 표시됩니다.

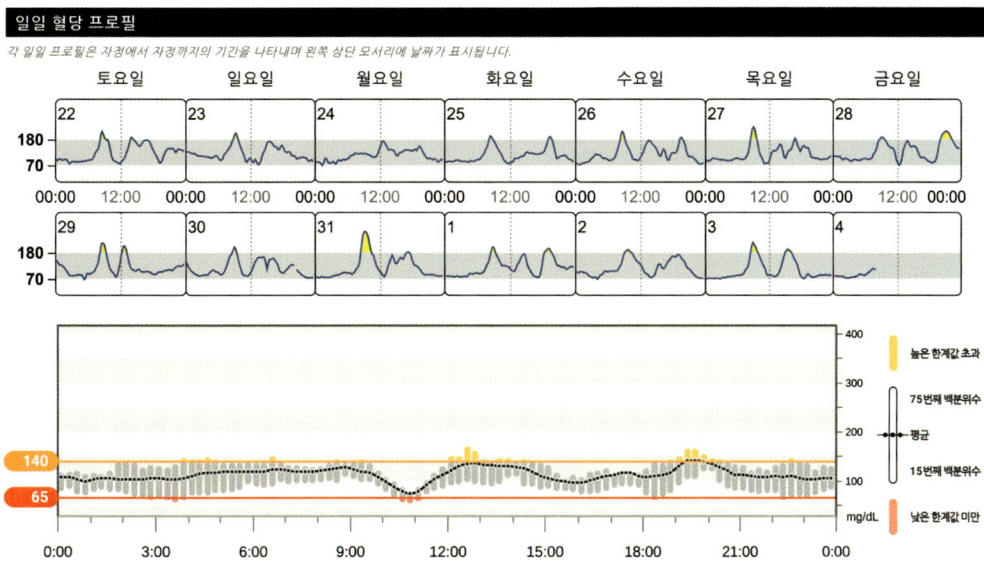

Q&A 궁금해요

Q 혈당을 높이거나 낮추는 것은?

A 혈당을 높이거나 낮추는 요인은 크게 다음과 같습니다. 혈당측정을 통해 혈당에 영향을 주는 요인을 파악하여 혈당을 목표 범위 내로 유지될 수 있도록 관리합니다.

혈당을 높이는 것은?
- 식사
- 정신적 스트레스
- 육체적 스트레스
- 약물

혈당을 낮추는 것은?
- 운동, 신체활동
- 인슐린 주사

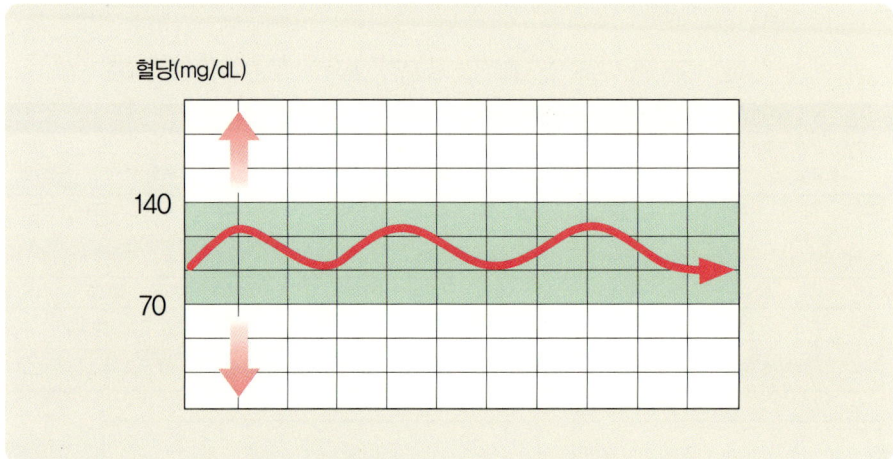

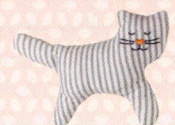

Q 음식마다 혈당이 올라가는 시간과 영향이 다른가요?

A 음식에 포함된 영양소에 따라 혈당이 올라가는 시간 대와 비율이 다릅니다.

영양소가 혈당에 미치는 영향과 비율 알기

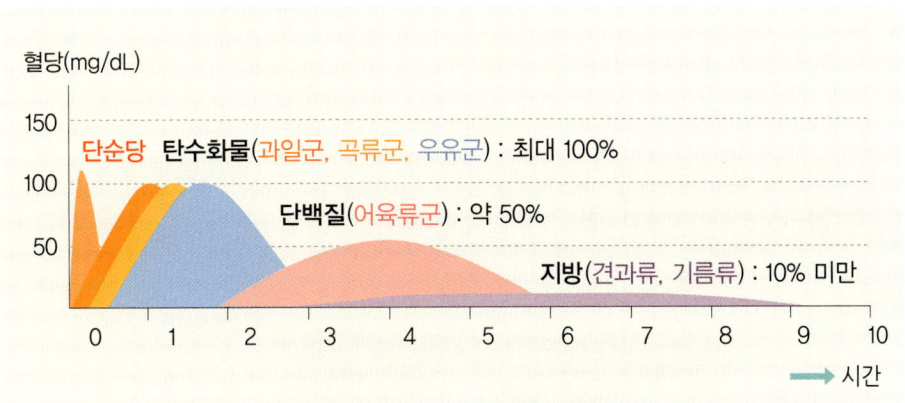

식후 혈당을 올리는 식품

탄수화물이 포함된 음식(곡류군, 과일군, 우유군)은 섭취 후 1~2시간에 혈당을 올리며, 최대 100% 혈당에 영향을 줍니다. 따라서 식사 시 반찬으로 탄수화물이 포함된 감자, 묵, 잡채 등을 함께 섭취하거나 식후에 과일을 바로 먹으면 식후 혈당이 올라갑니다. 특히, 단순당(설탕, 음료수, 시럽 등)은 섭취 후 빠르게 흡수되어 15분에 혈당을 최대치로 올렸다가 빠르게 떨어집니다.

정상인은 식전과 식후의 혈당 차이가 20~60 mg/dL 이내입니다. 식전 혈당과 식후 혈당의 차이가 50 mg/dL 이상인 경우에는 탄수화물이 포함된 음식을 많이 먹었는지 점검해 봅니다. 알맞게 먹었는데도 차이가 큰 경우에는 활동량이 적절했는지, 스트레스를 받았는지를 점검해 봅니다. 만약 식후 고혈당의 원인을 알 수 없다면 인슐린 치료가 필요할 수 있으므로 의료진에게 문의합니다.

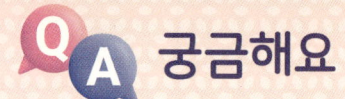 궁금해요

공복 혈당을 올리는 식품

단백질이 포함된 음식(어육류군: 고기, 생선, 두부, 계란 등)은 천천히 소화 흡수되어 섭취 후 3~5시간에 혈당치를 올리며, 약 50% 정도가 혈당에 영향을 줍니다. 지방이 포함된 음식(지방군: 기름류, 견과류 등)은 매우 천천히 소화되어 최대 10시간까지 혈당치를 올리며, 약 10% 정도가 혈당에 영향을 줍니다. 따라서 단백질과 지방을 과식하면 식후 1~2시간 혈당은 높지 않지만 다음 식전 혈당이 올라갑니다.

알맞게 먹어도 공복 혈당이 목표 범위 보다 높은 것은 임신 주수가 늘어남에 따라 인슐린 요구량이 증가하기 때문입니다. 적극적인 관리에도 불구하고 공복 혈당이 높으면 인슐린 주사가 필요할 수 있으므로 진료를 받도록 합니다.

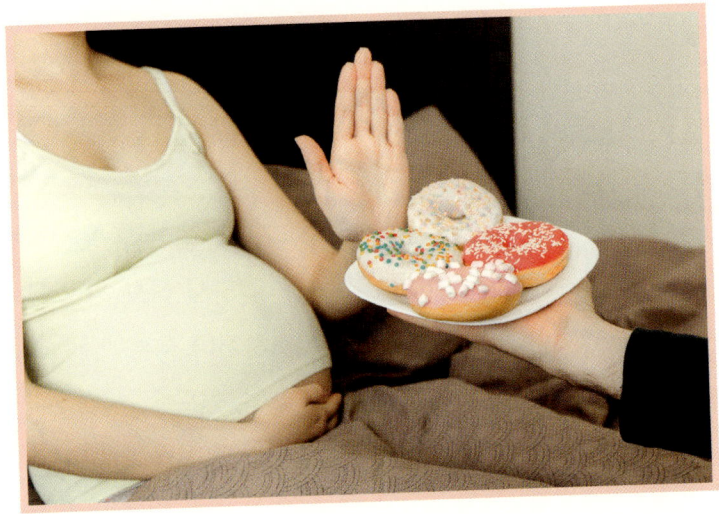

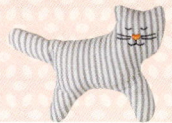

Q 식후 혈당 수치가 높은 경우 어떻게 해야 하나요?

A 식전과 식후의 혈당 차이가 50 mg/dL 이상인 경우에는 식후 혈당을 올리는 다음의 사항들을 점검하고 개선하도록 합니다.

☑ **탄수화물 섭취량이 많았나요?**
⋯→ 탄수화물은 식후 혈당에 영향을 미치는 영양소이므로 총 탄수화물 섭취량을 3끼 식사와 간식으로 나누어 먹습니다. 식사 간격은 4~5시간을 유지하고, 간식은 식후 2~3시간에 먹습니다.

☑ **밥을 빨리 먹나요?**
⋯→ 식사는 20분 이상 꼭꼭 씹어 먹습니다. 혈당을 천천히 올리는 단백질과 채소를 먼저 먹고, 탄수화물을 먹어 식후 급격한 혈당 상승을 조절합니다.

☑ **식사 후에 활동량이 적었나요?**
⋯→ 식사 후 활동량을 늘립니다.

☑ **스트레스가 많았나요?**
⋯→ 심호흡을 하고, 긍정적인 생각을 합니다.
⋯→ 이완요법을 생활화합니다.
　예: 요가, 명상, 단전호흡, 기도, 산책, 음악감상, 웃음, 취미활동 등
⋯→ 건강한 관계를 유지합니다.
　예: 가족, 친구들과 대화 나누기

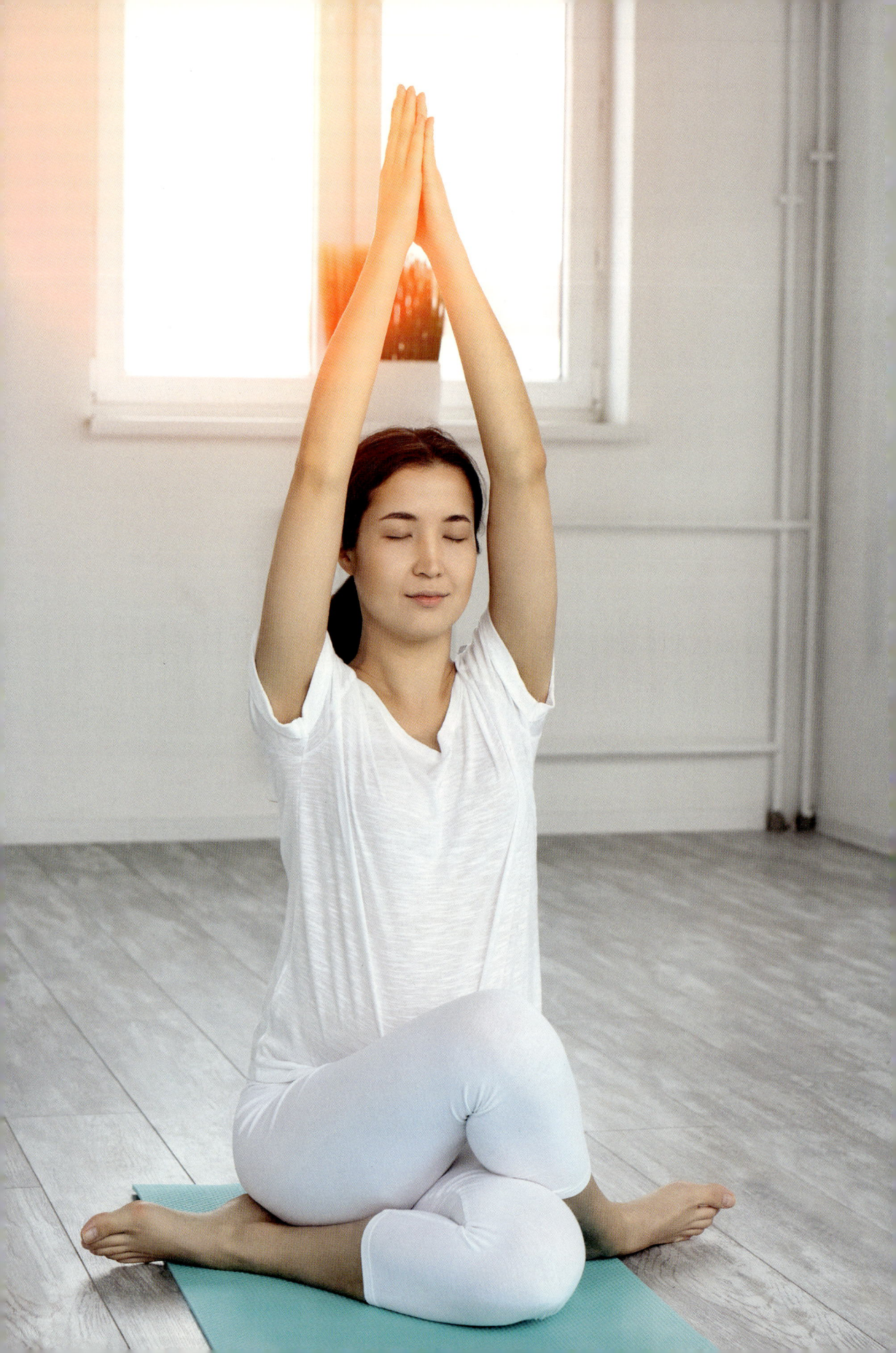

임신 중 마음 관리하기

임신부가 임신당뇨병을 진단받게 되면 여러가지 감정을 느낄 수 있습니다. 놀람과 부정, 불안과 두려움 등의 감정은 임신당뇨병을 진단받은 임신부들이 많이 느끼는 감정입니다. 이러한 감정은 어떠한 정해진 순서가 있는 것도 아니고, 모두가 같은 감정을 느끼는 것도 아닙니다. 다만 누구나 느낄 수 있는 지극히 정상적인 감정임을 받아들이고 건강하게 잘 다루는 것이 중요합니다.

놀람과 부정

처음 임신당뇨병을 진단받으면 건강하게 지내던 내가 갑자기 당뇨병으로 진단 받았다는 사실이 놀랍고 황당하기도 합니다. 그리고 결과가 잘못 나온 것은 아닌지 의심하기도 합니다. 혹시 검사 전에 혈당을 높이는 음식을 먹은 것은 아닌지, 최근 스트레스를 많이 받아 혈당이 높게 나온 것은 아닌지 생각을 하고 다시 검사를 받아보기도 합니다. 또한 당뇨병 관리를 해야함에도 불구하고 특별한 문제가 없다는 듯이 행동하고 예전과 같이 행동하는 경우도 있는데, 이는 건강관리를 방해하는 요소입니다.

갑작스럽고 황당한 사건에 대해 잘못된 결과라고 생각하여 혈당 관리를 하지 않고 지내는 부정의 마음은 일시적으로 문제가 되지는 않습니다. 하지만 장기간 지속된다면 적절한 치료를 받지 못할 수 있습니다. 때문에 마음의 안정을 되찾고 임신당뇨병이 무엇인지 알아보고 나에게 맞는 관리 방법이 무엇인지 배우고 실천하려고 노력해야합니다.

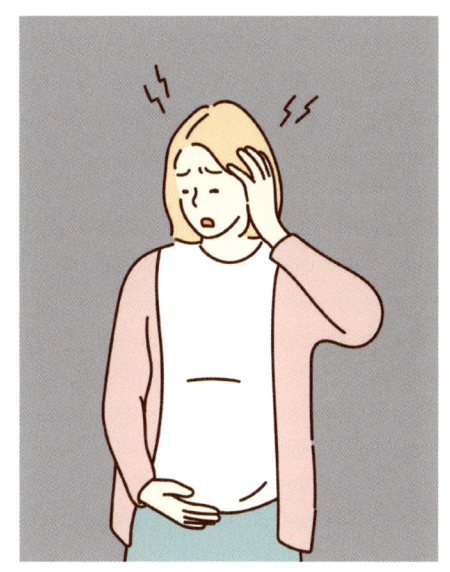

임신 중 마음 관리하기

불안 및 두려움

임신당뇨병으로 확진을 받으면 두려운 마음이 들 수 있습니다. 지역에 있는 병원에 다니다가 당뇨관리를 위해 종합병원으로 옮기라고 안내를 받게되면 큰 병에 걸린 것은 아닌지 무서운 기분도 듭니다. 임신당뇨병으로 진단을 받게되면 조산, 거대아 출산 등을 할 수 있다는 생각에 걱정이 되고 불안하며 두렵기도 합니다.

다음 자녀 계획이 있을 때에는 이번에 임신당뇨병을 진단 받았으니 다음에도 또 임신당뇨병으로 진단 받을 수도 있다는 생각에 자녀 계획을 수정하기도 합니다.

가족들에게 알리는 부분 또한 고민스럽고 걱정스러울 수 있습니다. 임신당뇨병을 진단 받았다는 사실에 가족들이 너무 큰 염려를 하지는 않을지, 혹시 아기가 위험할 수도 있다는 걱정을 하지는 않을지 등 여러가지 이유로 가족들에게 임신부의 건강 상황에 대해 이야기 하는 것이 두렵기도 합니다.

불안과 두려운 감정들은 당연하고 자연스러운 감정입니다. 하지만 이러한 불안과 두려운 감정의 소용돌이에서 빠져나오지 못한다면 적극적인 자가 관리가 어려울 수 있습니다.

임신당뇨병을 진단 받았다 하더라도 적극적으로 관리하여 건강하게 출산하는 경우가 많다는 것을 알고 임신당뇨병에 대해 정확한 정보를 바탕으로 긍정적인 마음으로 자가 관리를 하려고 노력해야 합니다.

임신 중 마음 관리하기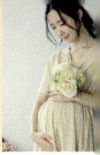

서운함

혈당 관리를 위한 식이조절과 운동을 혼자 해야한다는 생각이 들 때에는 함께 출산을 준비해야하는 배우자에 대해 서운한 감정이 들 수 있습니다. 또한 임신으로 몸이 힘든 본인보다 뱃속의 아이의 건강에 대해 우선적으로 이야기 할 경우에도 서운한 감정을 느낄 수도 있습니다.

불편한 감정은 혼자 속으로만 생각하기보다 주변에 적극적으로 표현하는 것이 도움이 될 수 있습니다. 모든 감정은 객관적인 사실을 근거하여 자기 감정을 표현하는 'I(나)' 메시지를 통해 표현을 하는 것이 좋습니다.

"혈당 관리를 하기 위해 나는 오늘 ○○를 먹고 ○○정도의 운동을 했는데, 당신은 ○○를 먹고 ○○한 행동을 했어요. 그래서 나는 출산을 위해 나만 조심스럽게 행동해야 하고 혼자 출산을 준비하는 것 같아 서운한 감정이 들었어요. 앞으로 식사조절도 운동도 함께 했으면 좋겠어요."와 같은 적극적인 표현은 상대방에게 나의 마음상태를 알림으로써 혼자만의 감정에서 벗어나 함께 원하는 방향으로 행동하고 나아갈 수 있도록 도움을 줄 수 있습니다.

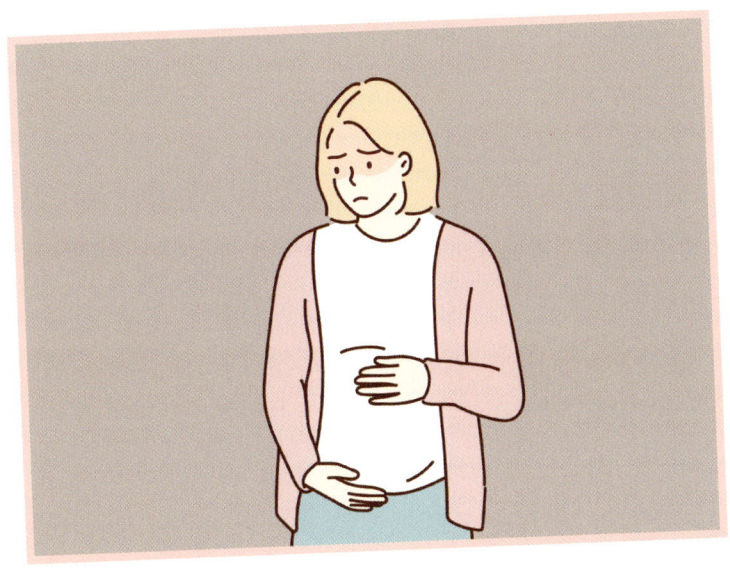

임신 중 마음 관리하기

우울

임신부는 호르몬의 변화와 함께 신체의 변화로 인하여 우울한 감정을 쉽게 느낄 수 있습니다. 우울하며 지치고 허기진 몸을 맛있고 다양한 음식으로 가득 채우고 싶은 생각을 하기도 하는데 임신당뇨병 임신부는 이마저도 마음대로 하지 못하여 더욱 감정적으로 힘들 수 있습니다. 혈당을 조절하기 위해 먹고 싶은 음식을 조절하여 먹어야 하고 마음대로 쉬지 못하고 운동을 적극적으로 해야한다는 사실에 좌절하고 우울감을 느낄 수 있습니다.

또한, 혈당체크와 케톤 검사를 비롯하여 철저한 식이조절과 규칙적인 운동은 임신부를 지치고 힘들게 만들 수 있습니다. 나름대로 열심히 자가 관리를 했음에도 불구하고 혈당 조절이 되지 않을 때는 더욱 큰 우울감을 느끼기도 합니다. 이러한 우울한 감정에 대해서는 주변인들과 이야기를 많이 나누고 스트레스를 해소하는 방법을 찾는 것이 좋습니다.

우울한 이유에 대해 남편, 가족 또는 주변인과 이야기 나누고 우울함을 해소하는 방법을 같이 찾아봅니다. 식단 때문이라면 혈당을 덜 올리는 음식은 무엇이 있는지 함께 알아보고 대체하여 먹기도 하고, 혼자 운동하기보다 같이 운동하며, 기분 좋아지는 방법이 무엇이 있는지 함께 생각해보고 실천해보는 것이 좋습니다.

수용

수용이란 어떠한 것을 받아들인다는 말입니다. 임신부 본인이 임신당뇨병임을 인식하고 편안하게 당뇨병 관리에 대해 공부하고 직접 실천하는 것이 바로 수용이라고 할 수 있습니다.

현재 상황을 잘 수용하는 것은 임신당뇨병 관리를 하는데 도움이 됩니다. 규칙적인 혈당 체크와 식이조절, 적절한 운동, 편안한 마음가짐은 본인의 건강을 비롯하여 태아에게도 편안한 감정을 전달해 건강한 출산을 하는데 도움을 줄 수 있습니다. 또한 향후에도 건강한 생활습관으로 자리잡아 좀 더 건강한 내 자신으로 거듭날 수 있도록 도와줄 것입니다.

임신 중 마음 관리하기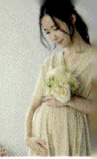

임신당뇨병 산모는 가족들의 지지가 필요해요!

임신성 당뇨병을 대하는 가족의 모습은 여러 형태로 나타납니다. 건강관리는 본인이 하는 것이라며 임신부 개인의 노력만 강조하고 관심을 갖지 않는 경우도 있고, 건강관리에 어려움을 겪는 임신부에게 비난만 하는 경우도 있습니다. 이러한 가족들의 태도는 임신부를 더욱 좌절하게 만들 수 있습니다.

임신과 출산은 부부가 함께 하는 것이므로 태아가 건강하게 자라기 위해 남편의 노력도 필요합니다. 또한 임신당뇨병이라는 생소한 상황에서 임신부가 건강하게 아기를 출산하기까지 남편을 비롯한 가까운 가족, 주변인들의 격려와 도움은 필수적입니다.

가족들은 임신부가 현재 느끼는 감정이 무엇인지 정확히 알고 힘들어하는 감정을 해소할 수 있도록 도와주어야 합니다. 또한 임신성 당뇨병에 대한 관리는 오로지 임신부의 몫이라는 생각보다 함께 극복해 나간다는 생각으로 가족이 함께 교육을 받고 함께 실천하고 서로를 격려하는 것이 좋습니다. 이러한 행동을 통해 건강한 출산을 맞이할 수 있을 것입니다.

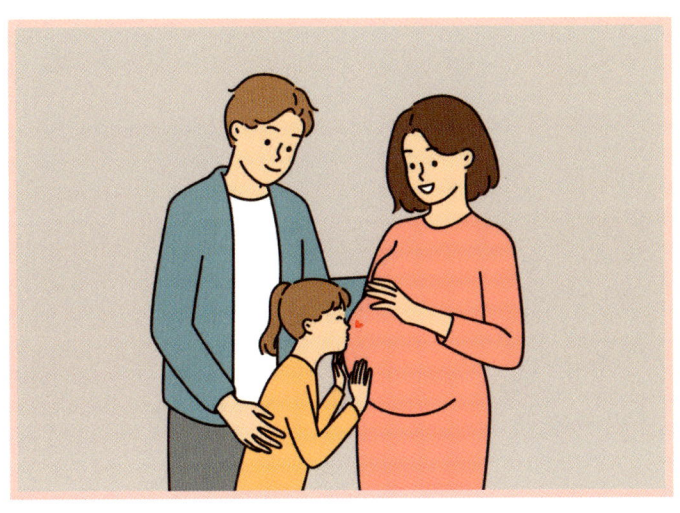

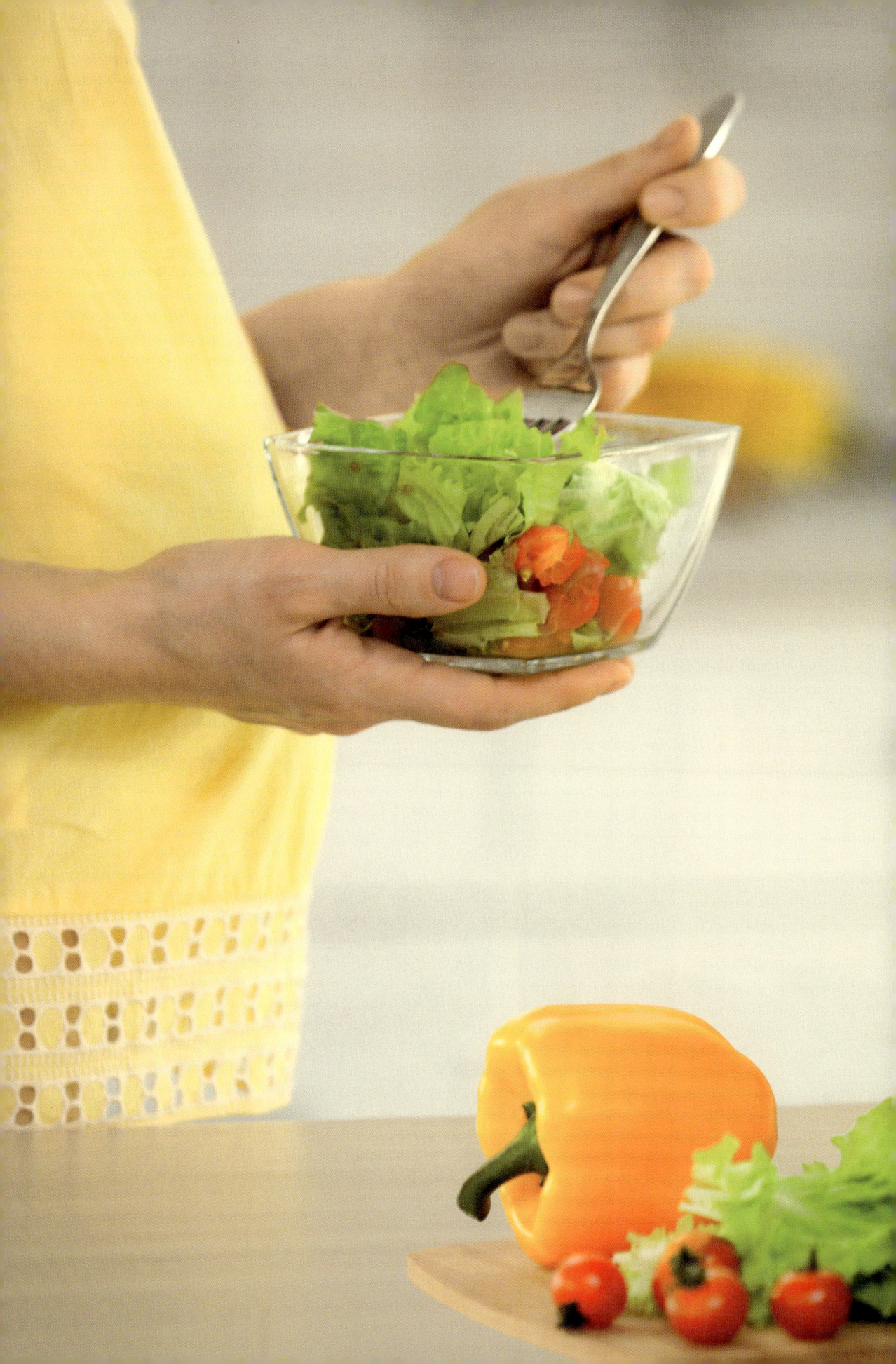

필요한 경우 인슐린 치료하기

임신당뇨병은 적절한 식사요법과 운동요법만으로도 혈당을 정상 범위로 유지 할 수 있습니다. 그러나 식사요법과 운동요법으로 철저하게 당뇨병 관리를 했음에도 불구하고 약 25%의 임신당뇨병 임신부는 인슐린 주사가 필요할 수 있습니다.

임신 말기가 될수록 태반이 발달함에 따라 인슐린 작용을 방해하는 호르몬 분비가 계속적으로 증가하므로 혈당을 정상으로 유지하기 위해 인슐린 요구량이 임신 전보다 2~3배 증가 합니다. 이는 임신당뇨병이 점점 더 악화되는 것을 의미하는 것이 아니라 임신 진행 과정에 따른 자연스런 변화입니다. 혈당 조절을 위해 임신 말기에 인슐린 주사가 필요할 수 있고 인슐린 용량과 주사 횟수도 증가할 수 있습니다.

인슐린 주사 시에는 사용 가능한 인슐린의 종류와 작용 시간 및 올바른 인슐린 주사법과 인슐린 용량 조정법을 알고 혈당을 목표 범위 내로 조절해야 합니다.

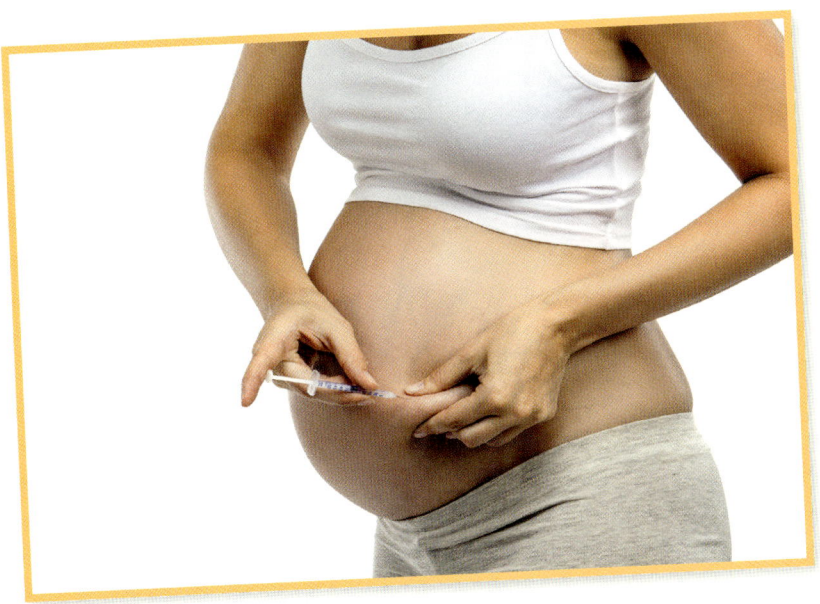

필요한 경우 인슐린 치료하기

1 임신 때 사용 가능한 인슐린의 종류는?

임신 때 사용 가능한 인슐린으로는 크게 장시간형 인슐린, 초속효성 인슐린, 중간형 인슐린, 혼합형 인슐린이 있습니다. 인슐린 다회 주사 시에는 이 중에서도 특히 장시간형 인슐린과 초속효성 인슐린을 이용하여 혈당 관리를 하는 경우가 흔합니다.

1. 장시간형 인슐린

작용 시간

- 레버미어는 주사 후 1~2시간 이내에 작용이 시작하여 약 18~22시간 동안 약효가 지속됩니다.
- 트레시바는 최대 효과 작용 시간 없이 24시간(최대 42시간) 동안 일정하게 약효가 지속됩니다.

⋯▶ 밤에 잠자는 동안과 아침 식전 혈당을 조절하는 데 도움이 됩니다.

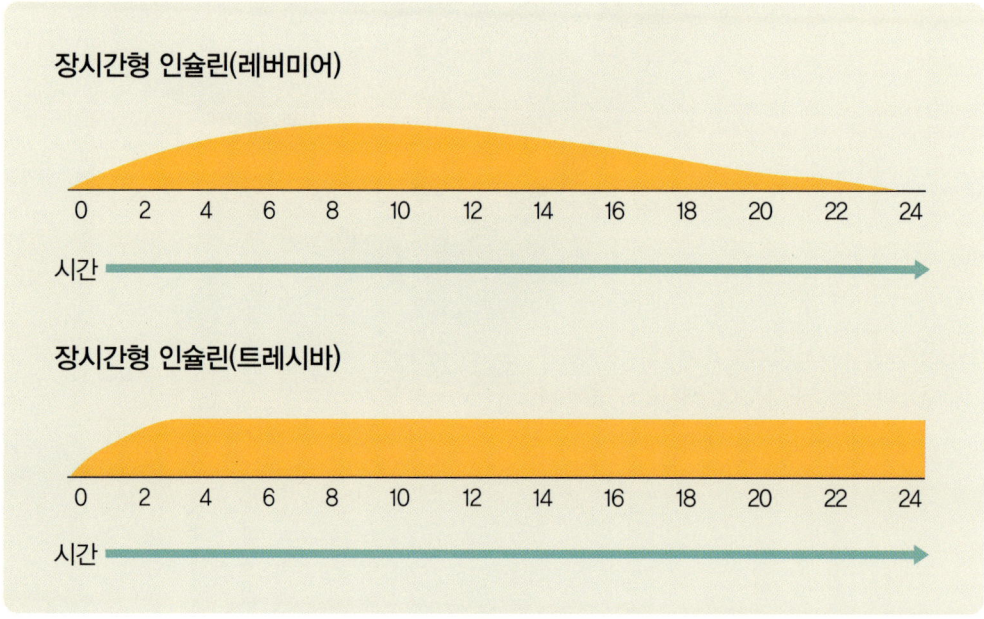

필요한 경우 인슐린 치료하기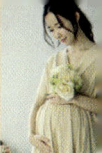

종류 및 외형은?

종류	외형
레버미어 (디터미어)	
트레시바 (데글루덱)	

주사 시간과 횟수

- 하루에 한 번 같은 시간에 주사합니다.
  단, 레버미어는 효과 지속시간에 차이가 있어 하루 한 번 또는 두 번 투여 가능합니다.
- 레버미어: 매일 같은 시간에 합니다.
- 트레시바: 전날 투여 시각에서 6시간 전후 이내 주사 가능합니다.

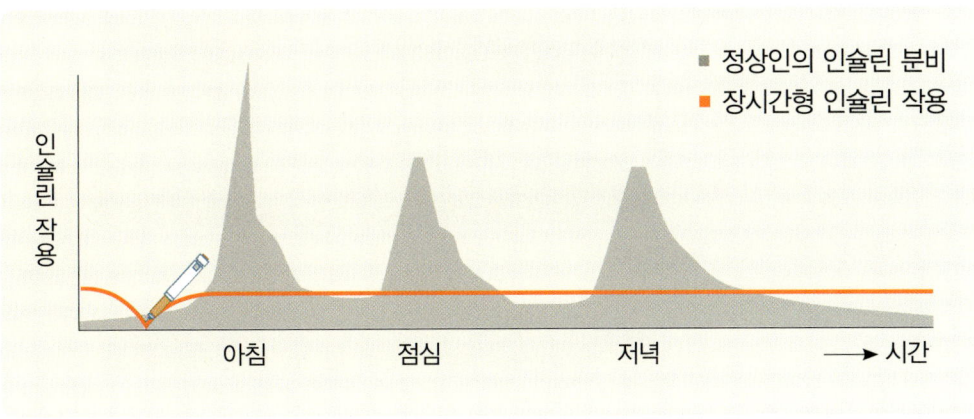

필요한 경우 인슐린 치료하기

2. 초속효성 인슐린

작용 시간
주사 후 5~15분 내에 작용이 시작되어 30분~1시간 30분에 최대 효과가 나타나고, 3~5시간 동안 약효가 지속됩니다.

⋯▶ 식후~다음 식전까지의 혈당을 조절하는 데 도움이 됩니다.

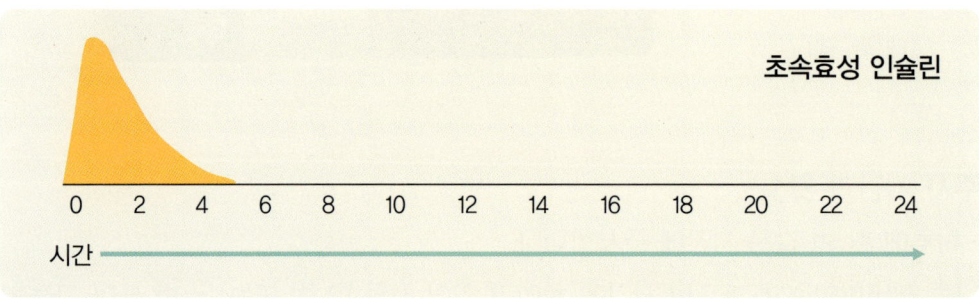

종류 및 외형은?

종류	외형
노보래피드 (아스파트)	
휴마로그 (리스프로)	
휴마로그 HD (리스프로)	
피아스프 (아스파트)	

필요한 경우 인슐린 치료하기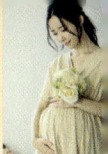

주사 시간과 횟수

- 매 식전 주사하며, 식사를 안 하는 경우 기준 용량은 주사하지 않습니다.
- 주사 후 식사를 하지 않거나 너무 적게 섭취할 경우, 주사 1~4시간 후에 심한 저혈당이 올 수 있습니다.
- 초속효성 인슐린은 식사의 흡수와 인슐린의 작용 시간이 서로 잘 맞아야 하며, 일반적으로 식후에 주사를 하게 되면 효과는 떨어지면서 저혈당의 위험이 높아집니다.

★ 노보래피드, 휴마로그, 휴마로그 HD
  : 식사 15분 전, 늦어도 식사 직전에 주사합니다.

★ 피아스프
  : 식사 직전, 늦어도 식사와 함께 주사합니다.

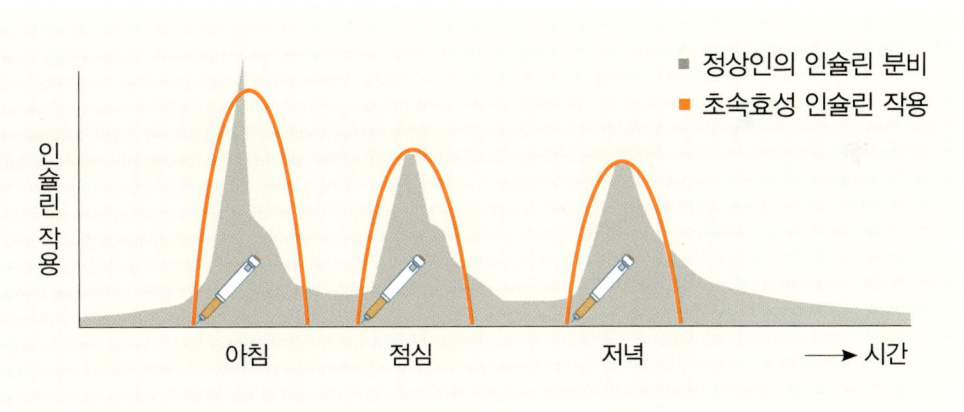

필요한 경우 인슐린 치료하기

적절한 초속효성 인슐린 주사 시간은?

똑같은 용량의 초속효성 인슐린을 맞더라도, 식후 1~2시간의 혈당은 식사 전 15~20분 전에 맞았는가, 아니면 식사 직전이나 식사 후에 맞았는가에 따라 30% 가량이나 차이를 보입니다.

흔히 식후 혈당을 낮춘다는 생각으로 초속효성 인슐린을 식후에 맞는 경우가 있는데, 제대로 식전 15분(피아스프의 경우 식사 직전)에 맞은 경우에 비해 식후 1~2시간 혈당이 같은 용량을 맞아도 30%나 더 오르고, 식후 4~5시간에는 오히려 저혈당이 올 수 있습니다.

단, 식사의 흡수가 지연되는 당뇨병성 위병증이 있는 경우는 주사 시기를 늦출 수 있습니다.

같은 용량의 초속효성 인슐린의 주사 시간에 따른 혈당의 변화

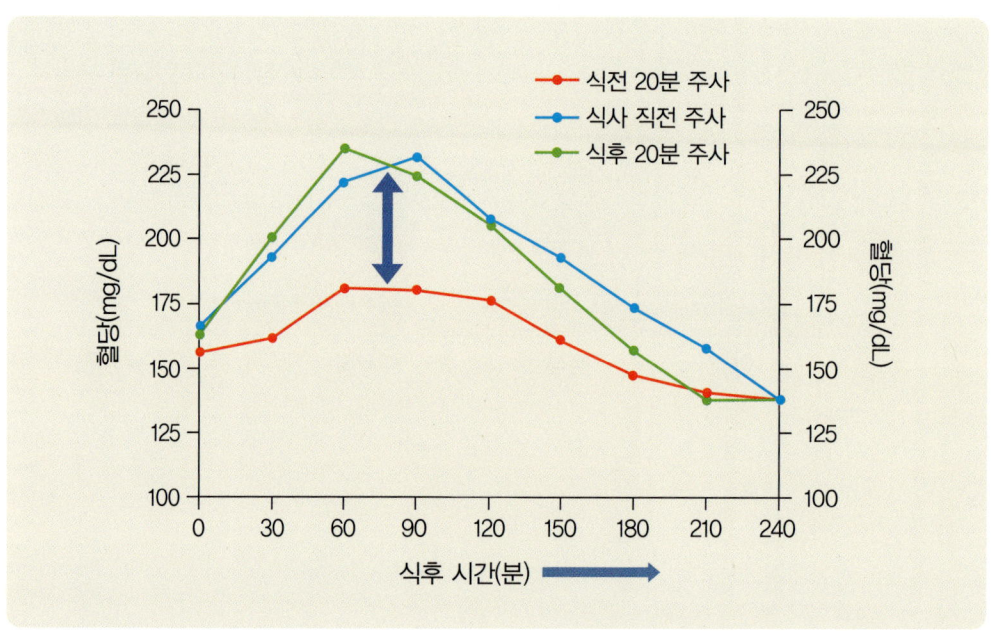

필요한 경우 인슐린 치료하기

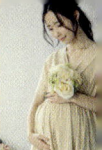

3. 중간형 인슐린

작용 시간

주사 후 1~4시간 이내에 작용이 시작하여 4~10시간에 최대 효과가 나타나고, 10~16시간 동안 약효가 지속됩니다.

⇢ 식전 혈당과 식후 혈당을 조절하는 데 도움이 됩니다.

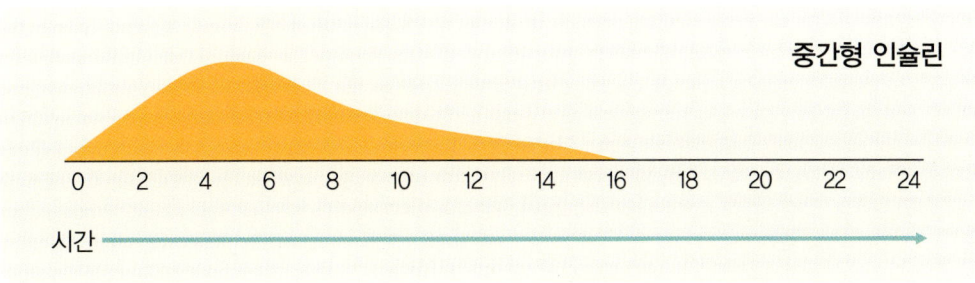

종류 및 외형은?

종류	외형
휴물린 엔 (NPH 휴먼 인슐린)	

주사 시간과 횟수
: 하루에 1~2회 식전 30분에 주사합니다.

필요한 경우 인슐린 치료하기

4. 혼합형 인슐린

작용 시간

초속효성 인슐린과 중간형 인슐린이 다양한 비율로 혼합되어 있으므로 주사 후 10~15분 후 약효가 시작되어 30분~1시간 30분에 최대 효과가 나타난 후 10~16시간 동안 약효가 지속됩니다.

⋯▸ 식전, 식후 혈당을 조절하는 데 도움이 되며 식후 고혈당 정도에 따라 초속효성 인슐린의 혼합 비율이 다릅니다.

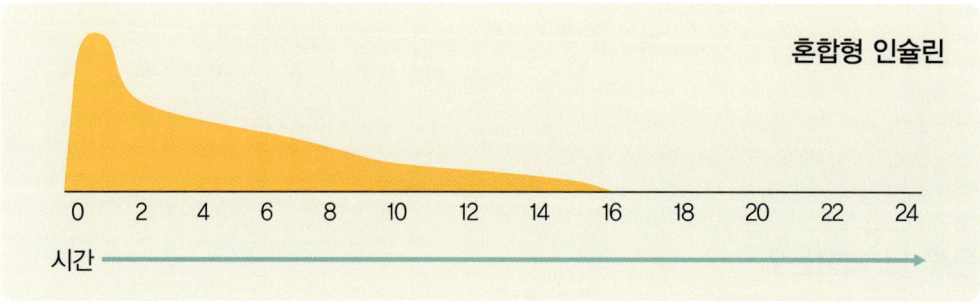

종류 및 외형은?

종류	외형
노보믹스 30	
노보믹스 50	
휴마로그믹스 25	
휴마로그믹스 50	

필요한 경우 인슐린 치료하기

- 혼합형, 중간형인 인슐린은 반드시 균일하게 혼합 후 주사합니다. 주사 전, 손바닥에서 10회 굴리고, 위 아래로 10회 흔들어 혼합 후 주사합니다

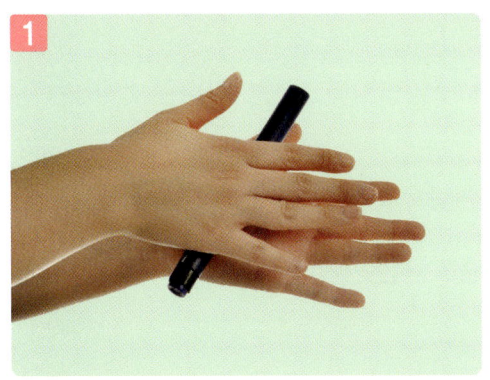 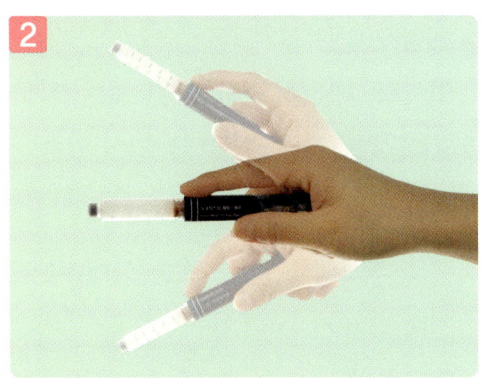

주사 시간과 횟수

하루에 1~3회 식사 15~20분 전, 늦어도 식사 직전에 주사합니다.

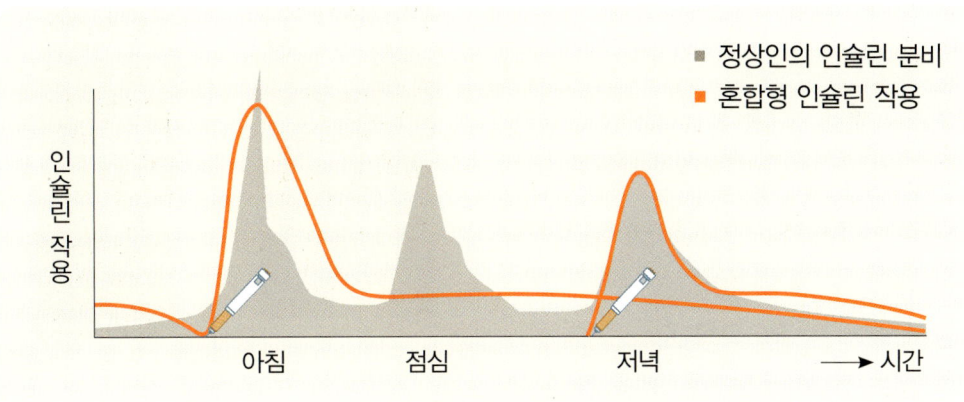

필요한 경우 인슐린 치료하기

2 인슐린 주사는 어떻게 하나요?

1. 인슐린 주사 시 필요한 준비물은?

- 펜형 인슐린

  의사의 처방을 받아 병원 또는 약국에서 구입합니다. 펜형 인슐린 1개에는 총 300단위의 인슐린이 내장되어 있습니다.

- 주사 바늘

  근육 주사의 위험도 적고, 상대적으로 통증도 적은 4 mm, 32게이지 주사바늘을 선택합니다.

- 알코올 솜

2. 인슐린 보관 방법은?

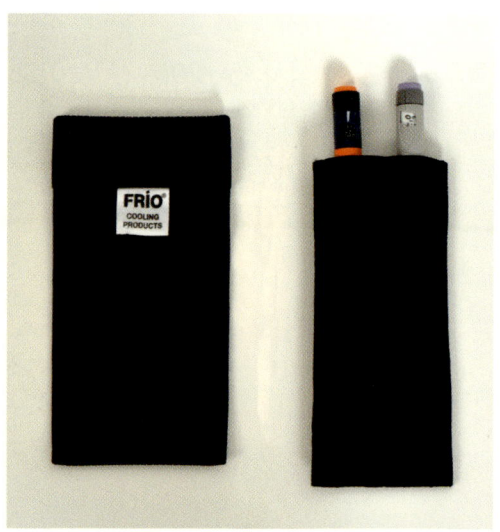

- 개봉하지 않은 인슐린은 냉장 보관(2~8 °C) 합니다.
- 사용 중인 인슐린

  실온(15~25 °C)에 보관합니다. 너무 덥거나(30 °C 이상) 추울 때(2 °C 미만)는 냉장고에 보관합니다. 냉장고 보관 시 차가운 상태로 주사하면 통증이 있을 수 있으므로 주사 15분 전에 미리 꺼내 놓습니다. 개봉 후 유효기간은 제품마다 다르며, 일반적으로 28일까지 유효하지만 트레시바는 56일까지 입니다.

  - 너무 덥거나 추울 때 외출할 경우에는 냉각 지갑 또는 보온병에 넣어서 휴대합니다.
  - 비행기 탑승 시 화물칸의 온도가 낮으므로 기내에 가지고 갑니다.

필요한 경우 인슐린 치료하기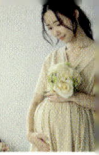

3. 임신부의 인슐린 주사 부위는?

인슐린 주사는 신경, 혈관, 근육 부위를 피하여 피하지방 조직에 주사합니다. 만약 근육 내로 주사되면 인슐린 흡수가 빨라져 저혈당 위험이 있고 통증이 더할 수 있습니다. 피부 내(진피)로 주사하면 인슐린 흡수가 지연될 수 있습니다.

인슐린 주사를 할 수 있는 부위는 복부, 허벅지 바깥쪽, 팔의 상부 외측, 엉덩이 등이며, 임신 주수에 따라 주사 부위는 다음과 같이 조정합니다.

- 임신 초기

  복부가 가장 주사하기 좋은 부위입니다. 배꼽 가까이 주사하면 혈관 분포가 많아 멍이 들 수 있고, 흡수율이 일정하지 않을 수 있으므로 배꼽에서 2~2.5 cm 떨어진 곳에 주사합니다.

- 임신 중기

  복부 가운데 태아가 위치한 부위는 피하여 옆쪽에 주사합니다.

- 임신 후기

  자궁이 늘어나면서 지방층이 얇아져 복부에 주사 시에는 피부를 살짝 집어 올려 주사합니다. 복부에 주사하는 것이 심리적으로 불안하면 허벅지 바깥, 상완, 옆구리 뒤쪽 등 지방이 풍부한 부위에 주사합니다.

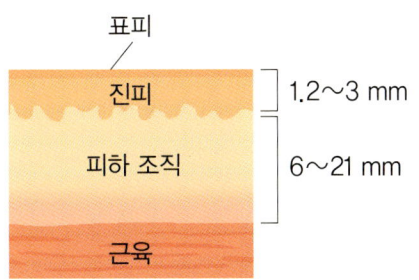 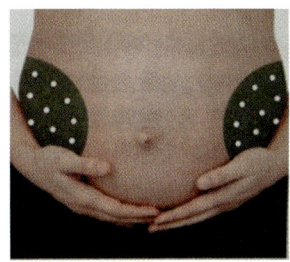

- 같은 부위에 반복하여 주사하면 지방이상증이 생길 수 있으므로 주사 부위는 이전주사 부위로부터 최소 1 cm 이상 간격을 두고 이동하여 주사합니다.

필요한 경우 인슐린 치료하기

4. 펜형 인슐린은 어떻게 준비하여 주사하나요?

1. 주사바늘 끼우는 부분 알코올 솜으로 소독하기

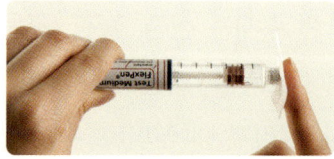

2. 주사바늘 끼우기

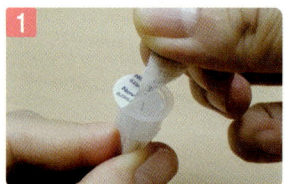 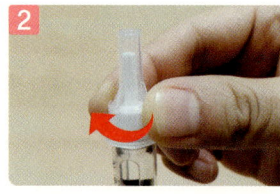 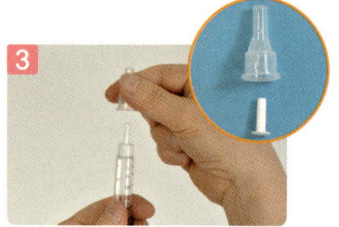

종이 덮개 제거   똑바로 끼워 시계 방향으로 돌리기   겉 뚜껑과 속 뚜껑 뽑아주기

3. 공기 제거하기

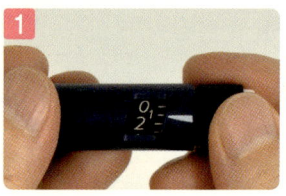 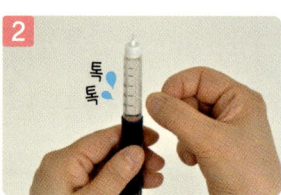 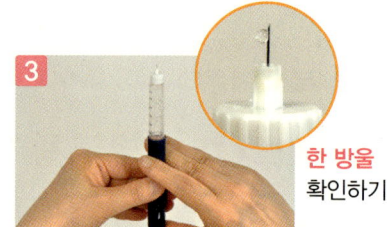

한 방울 확인하기

한 칸 또는 "1"로 돌리기   수직으로 세운 후 "3~4"회 톡톡 치기   수직으로 세워 버튼 누르기

4. 주사용량 설정하기

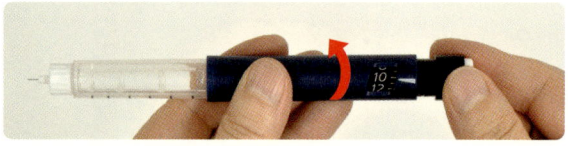

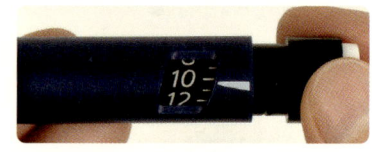

예: 10단위

5. 주사 부위 선택하고 소독하기

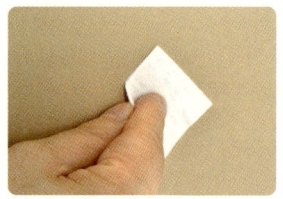 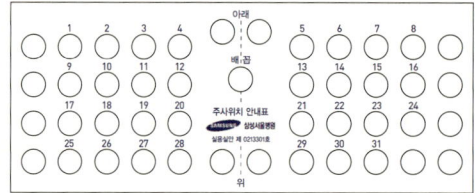

주사위치 안내표를 이용하여 매번 주사 부위를 변경합니다.

필요한 경우 인슐린 치료하기

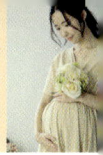

6. 주사바늘 삽입하기

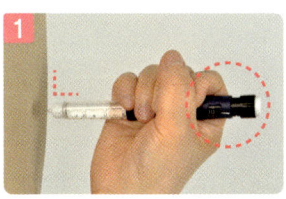 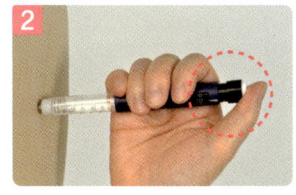

★ 주사 전 주입버튼 위에 엄지손가락을 올려 놓으면 인슐린이 새어 나갈 수 있음.

인슐린 펜을 네 손가락으로 움켜잡고, 피부와 직각(90도)으로 삽입하기

7. 주입버튼을 눌러 정확한 주사용량 주입하기

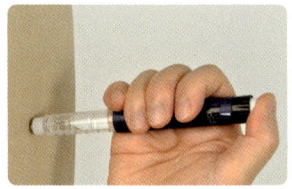 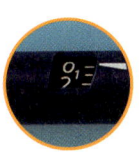 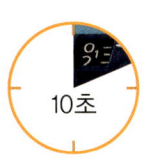 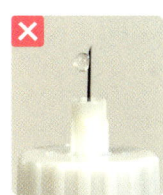 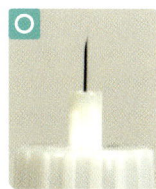

주입 버튼을 끝까지 눌러 숫자가 "0"이 된 후 10초 정도 주입버튼 더 눌러주기

8. 주입버튼을 누른 상태에서 주사바늘 빼기

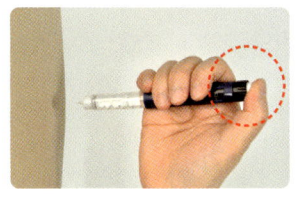

★ 주입버튼에서 엄지손가락을 먼저 떼고 바늘을 빼면 피가 역류되거나 멍이 들 수 있음.

9. 알코올 솜으로 주사 부위 살짝 눌러주기

10. 사용한 주사바늘 제거하고 버리기(주사바늘은 재사용 하지 말 것)

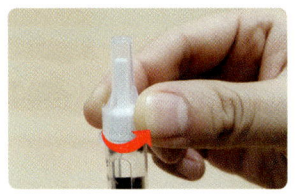 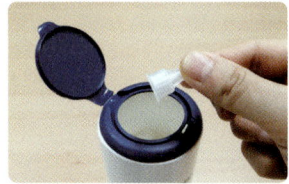

겉 뚜껑만 끼워 시계 반대방향으로 돌려 빼기

사용한 바늘 및 체혈침은 밀폐용기(예: 페트병)에 모았다가 버리기

필요한 경우 인슐린 치료하기

3 인슐린 용량 조정은 어떻게 하나요?

1. 장시간형 인슐린 용량 조정 방법

아침 공복 혈당 수치를 보고 용량 조절을 하며, 야간 혈당의 추이를 확인하여 인슐린 용량의 적합성을 평가합니다. 공복 혈당의 목표는 70~95 mg/dL 입니다.

- 매일 아침 공복 혈당을 측정하고, 혈당이 2~3일 연속으로 95 mg/dL보다 높으면 전날 투여한 용량보다 2단위 혹은 10%씩 증량합니다.
- 아침 공복 혈당이 70 mg/dL보다 낮으면 오늘부터 바로 전날 용량에서 2단위 혹은 10~20%씩 감량합니다.

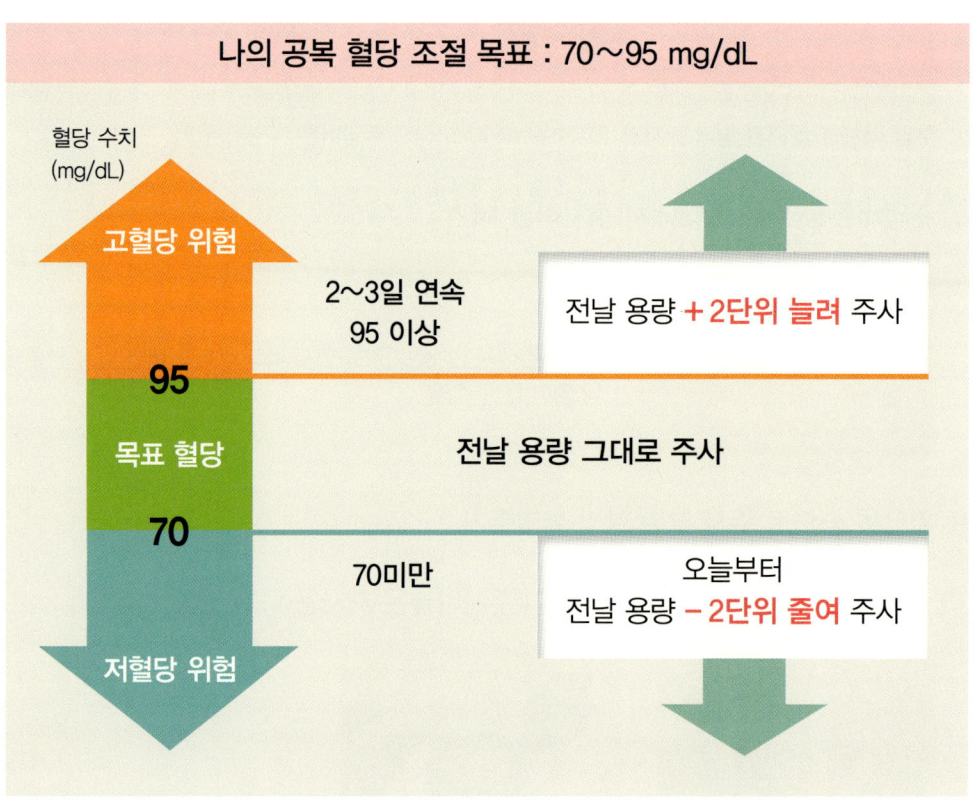

필요한 경우 인슐린 치료하기

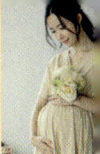

장시간형 인슐린 주사 시 기억하세요.

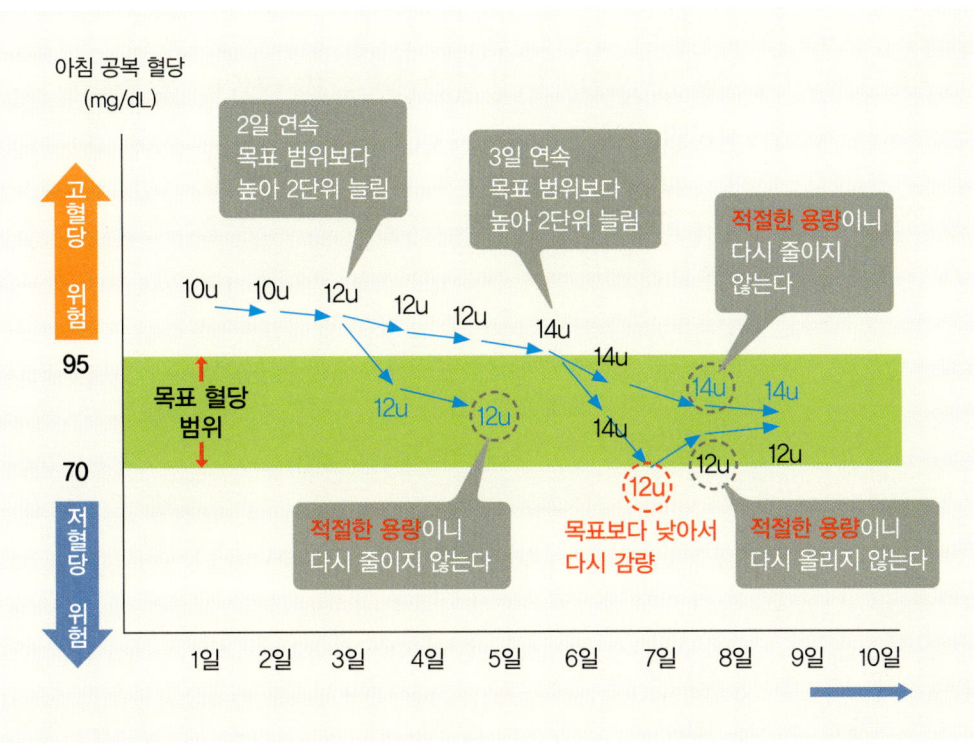

- 목표 혈당 범위에 도달할 때까지 증량, 목표보다 낮아지면 감량합니다.
- 목표 범위 안에 조절 잘 되면, 전날 주사한 용량을 동일하게 주사해야 합니다. 단, 공복 혈당이 점차 낮아지는 추세이거나 야간 저혈당의 위험이 높은 경우, 목표의 하한선인 70 mg/dL에 가까워지면 선제적으로 감량하는 것도 좋은 방법입니다.

필요한 경우 인슐린 치료하기

혈당 패턴에 따른 장시간형 인슐린 용량 조정

❶ 장시간형 인슐린 용량이 적절한 경우

: 저녁 식후 4시간(취침 전) 혈당과 아침 식전 공복 혈당의 차이가 **50 mg/dL 이내**

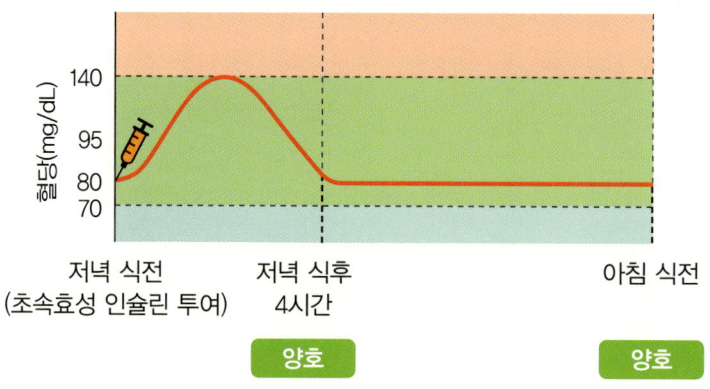

⇢ 장시간형 인슐린 용량을 유지합니다.

❷ 장시간형 인슐린 용량이 과도한 경우

: 야간 동안 혈당이 **감소**

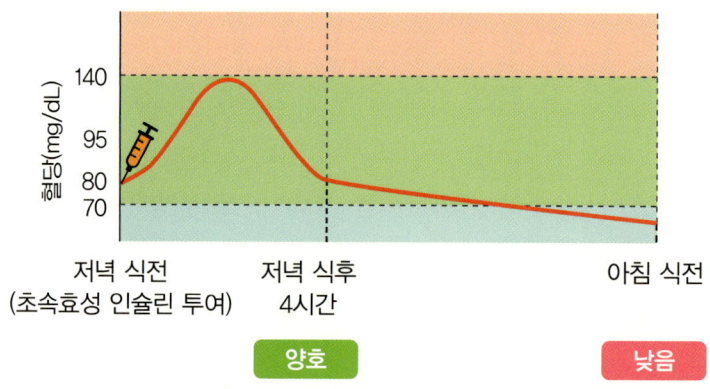

⇢ 장시간형 인슐린을 10~20% 감량합니다.
⇢ 가능한 다른 원인을 점검합니다.
• 늦은 밤에 간식 없이 운동   • 저녁 식사 시 단백질 섭취 부족

필요한 경우 인슐린 치료하기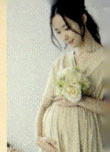

- 공복 혈당이 양호하더라도, 야간 동안 혈당이 50 mg/dL 이상 급격한 감소를 하는 경우는 장시간형 인슐린 용량이 많은 경우입니다.
  : '기저 인슐린 초과(over-basalization)'

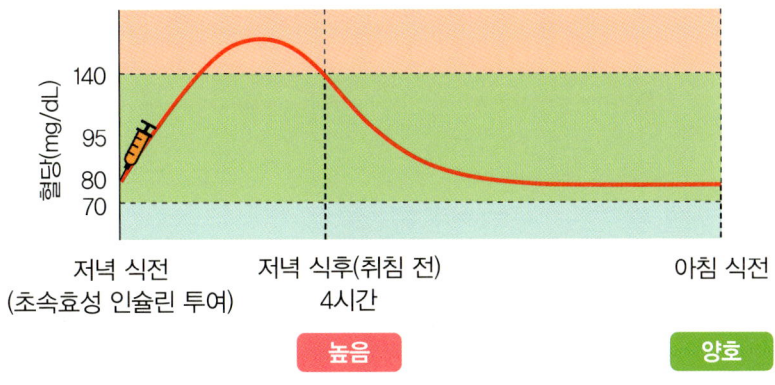

⋯▸ 저녁 식후의 고혈당을 교정하는 것이 가장 중요합니다. 초속효성 인슐린을 사용하고 있다면, 저녁 식전 초속효성 인슐린을 증량합니다.

⋯▸ 저녁 식후 혈당의 상승을 방지하기 위한 식단 조절, 운동 등을 병행합니다. 저녁 식사를 8시 이전으로 하고 저녁 과식은 피합니다.

⋯▸ 아침 식전 혈당이 목표 범위 내에 있더라도 점차 내려가는 추세를 보이거나, 특히 목표의 하한선에 가까운 경우 장시간형 인슐린은 10~20% 감량합니다.

필요한 경우 인슐린 치료하기

❸ **장시간형 인슐린 용량이 부족한 경우**
  : 야간 동안 혈당이 **상승**

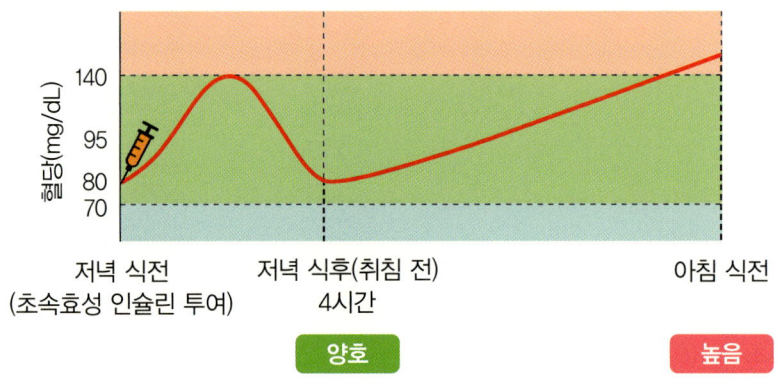

⋯ 장시간형 인슐린을 10% **증량**합니다.
⋯ 가능한 다른 원인
   • 저녁식사 시 고단백 또는 고지방식 섭취 시
   • 새벽 3시 저혈당에 따른 반동(소모지 현상)으로 아침 혈당 상승
    : 새벽 3시 저혈당 + 공복 고혈당의 경우 지속성 인슐린을 감량해야 합니다.

♣ **소모지 효과와 새벽 현상**

• 저혈당의 기준은 일반적으로 70 mg/dL 이하이며, 위의 '소모지 효과'에 해당하는 경우는 지속성 인슐린을 증량하지 않고 오히려 감량해야 합니다.
• 일반적으로 새벽 3시는 하루 중 가장 혈당이 낮아지는 시간대로, 저혈당이 없이 이 시간대의 혈당이 이른 아침보다 낮다고 해서 '소모지 효과'는 아닙니다.

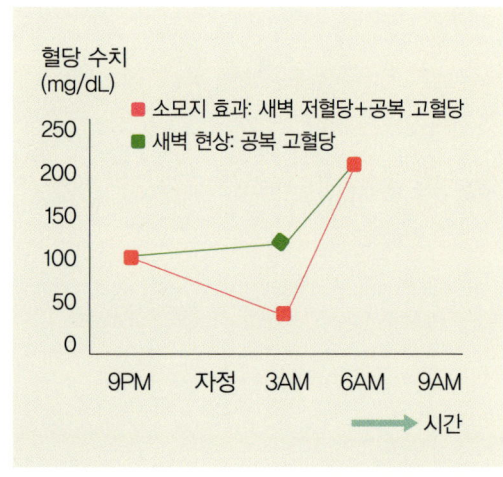

필요한 경우 인슐린 치료하기

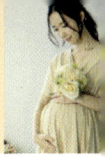

2. 초속효성 인슐린 용량 조정 방법

임신 시의 이상적인 식후 혈당 조절은 식후 1시간은 140 미만, 식후 2시간은 120 미만으로 하면서 다음 식사 전까지 70 mg/dL 미만의 저혈당이 오지 않게 하는 것입니다. 보통 매 식사 전과 취침 전 및 매 식후(1시간 혹은 2시간째)의 혈당 등 하루 7회의 혈당을 측정해 이러한 목표를 만족하고 있는지 확인합니다.

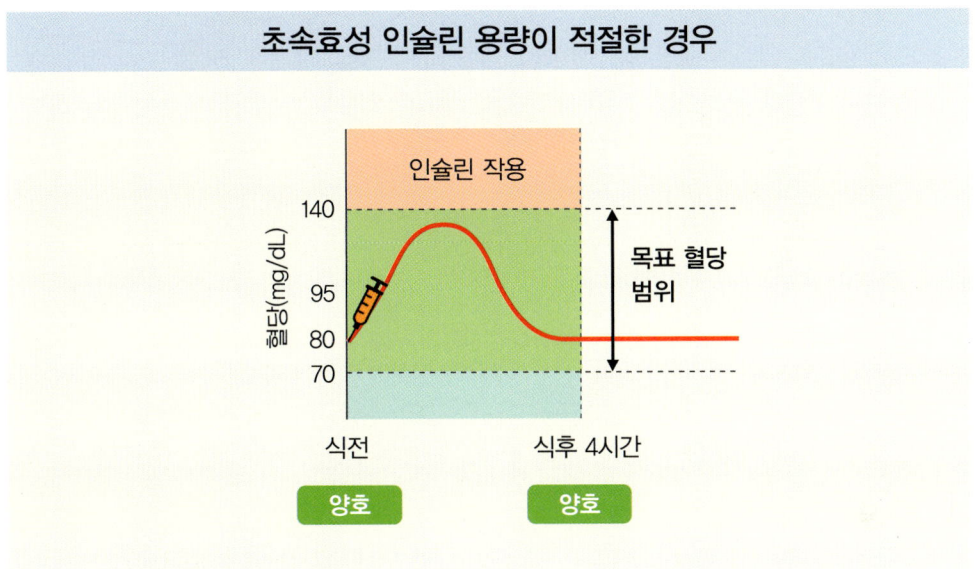

이러한 목표를 달성하기 위해 인슐린 투여 시기 혹은 식사의 구성에 문제가 있는지, 아니면 인슐린 투여 용량의 문제가 있는지 적절히 판단하여 대응해야 합니다. 초속효성 인슐린은 4~5시간 정도 작용이 지속되므로, 식사 전, 후 혈당 패턴의 변화에 따라 대응 방법이 달라집니다(다음 페이지 참조).

필요한 경우 인슐린 치료하기

식전 초속효성 인슐린 투여 시기 및 식사 내용에 따른 식사 전, 후 혈당 패턴의 변화

인슐린 투여 시기 혹은 식사 구성의 문제

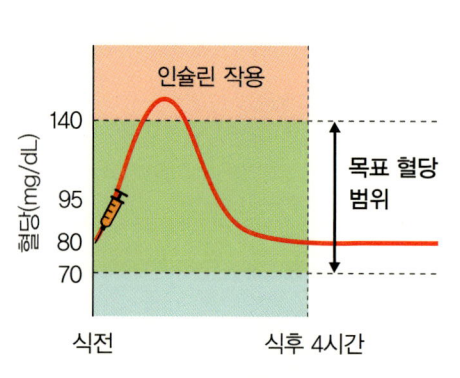

- 인슐린을 너무 늦게 투여하는 경우
- 당지수가 높은 음식을 섭취하는 경우
- 매우 빠른 속도로 식사하는 경우

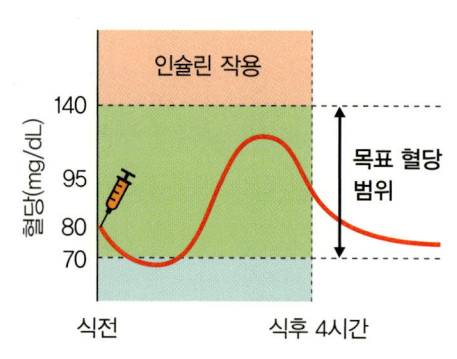

- 인슐린을 너무 빨리 투여하는 경우
- 탄수화물 흡수가 느린 경우

인슐린 투여 용량의 문제

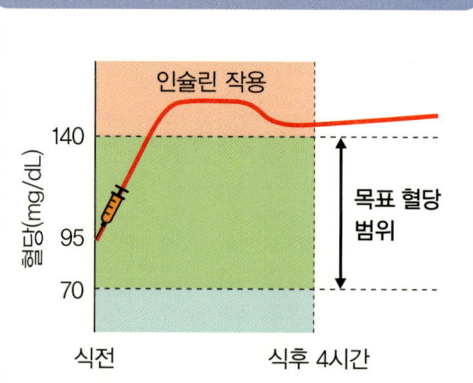

- 인슐린 증량이 필요한 경우
  (탄수화물 계수가 너무 높은 경우)
- 고지방/고단백질 식사를 하는 경우

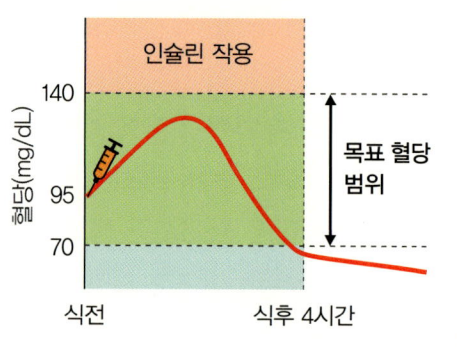

- 인슐린 감량이 필요한 경우
  (탄수화물 계수가 너무 낮은 경우)
- 지방/단백질이 적은 식사를 하는 경우
- 식후 4시간 이내 활동량이 증가한 경우

필요한 경우 인슐린 치료하기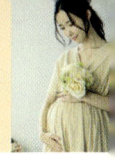

식후 1시간 혈당 조절의 비법은?

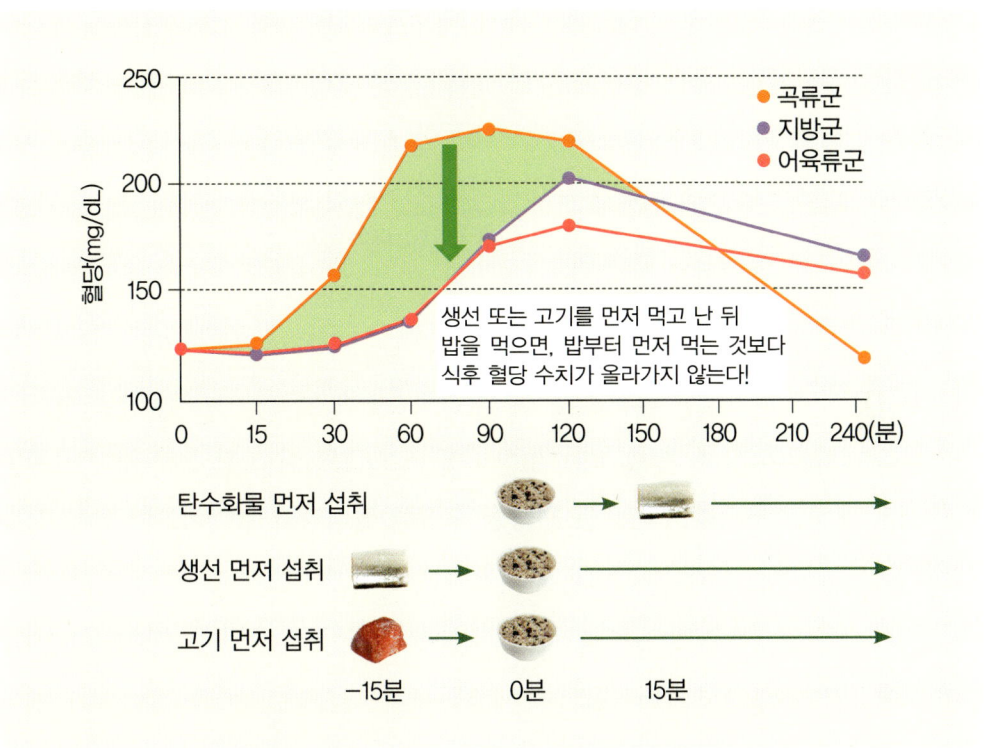

- 초속효성 인슐린 용량이 적절하고, 주사 시간이 적절하여도 식후 혈당이 높다면 다음을 사항을 점검해 봅시다.
❶ 식사 시 먼저 단백질과 채소, 불포화 지방산이 풍부한 음식을 먼저 섭취한 후 탄수화물을 섭취합니다.
❷ 설탕, 음료수, 시럽, 과당 등 단순당이 포함된 음식은 피합니다.
❸ 탄수화물 섭취 시에도 백미, 국수, 밀가루 음식같이 도정한 곡물보다는 잡곡밥 등 당지수가 낮은 통곡물을 섭취합니다.
❹ 20분 이상 천천히 먹고, 유동식보다는 고형식으로 먹습니다.

필요한 경우 인슐린 치료하기

초속효성 인슐린 용량은 어떻게 결정되나요?

- **임신당뇨병 또는 임신 전 인슐린 치료없이 혈당 조절이 잘되던 2형당뇨병 임신부의 경우**

  자신의 인슐린 분비 능력이 남아 있기 때문에 저혈당에 대한 완충 작용을 하여, 초속효성 인슐린 용량이 조금 과다하더라도 저혈당이 발생할 위험이 상대적으로 낮습니다. 따라서 식사 조절 및 초속효성 인슐린을 일찍 주사하여도 식후 1~2시간 혈당이 140 mg/dL보다 높은 경우에는 다음 식전(식후 4~5시간)까지 63 mg/dL 미만의 저혈당이 오지 않도록 관리하면서 초속효성 인슐린 용량을 증량해 봅니다(식사 시의 탄수화물 섭취를 좀 더 줄이고 식후에 적절한 간식을 섭취하는 것도 하나의 방법이 될 수 있습니다). 또한 다음 식전 혈당이 이전 식전 혈당보다 높은 경우 부족한 초속효성 인슐린 용량을 증량해 봅니다(p.126 '적절한 식사 기준 용량 찾기' 참조).

- **1형당뇨병 임신부 혹은 임신 전 다회 인슐린 주사요법을 하고 있던 2형당뇨병 임신부의 경우**

  자신의 인슐린 분비 능력이 적거나 결핍되어 있기 때문에 저혈당에 대한 완충 작용을 기대할 수 없어, 초속효성 인슐린 용량이 조금만 과다해도 저혈당이 발생할 위험이 상대적으로 높습니다. 따라서 식사조절 및 초속효성 인슐린 주사를 일찍 맞는 방법을 통해 식전 혈당과 식후 1~2시간의 차이를 최대한 줄이고, 다음 식사 전의(즉 식후 4시간 후의) 혈당을 주된 기준으로 하여, 이 때의 혈당이 식전 혈당보다 높은 경우 식전에 주사하는 초속효성 인슐린의 용량을 증량해 봅니다(p.126 '적절한 식사 기준 용량 찾기' 참조).

필요한 경우 인슐린 치료하기

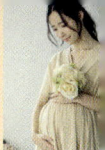

초속효성 인슐린 조절의 요소

특히 1형당뇨병 임신부나 혹은 임신 이전에도 다회 인슐린 주사를 하고 있던 2형당뇨병 임신부의 경우, 예상치 못한 혈당 변동이 쉽게 올 수 있으며 아래와 같이 기준 용량, 교정 용량을 고려해 초속효성 인슐린 주사 용량을 조정하는 것을 추천합니다.

1. 기준 용량: 식사에 포함된 탄수화물에 의해 상승하는 혈당을 조절
2. 교정 용량: 식사 전 이미 상승/저하되어 있는 혈당을 조절

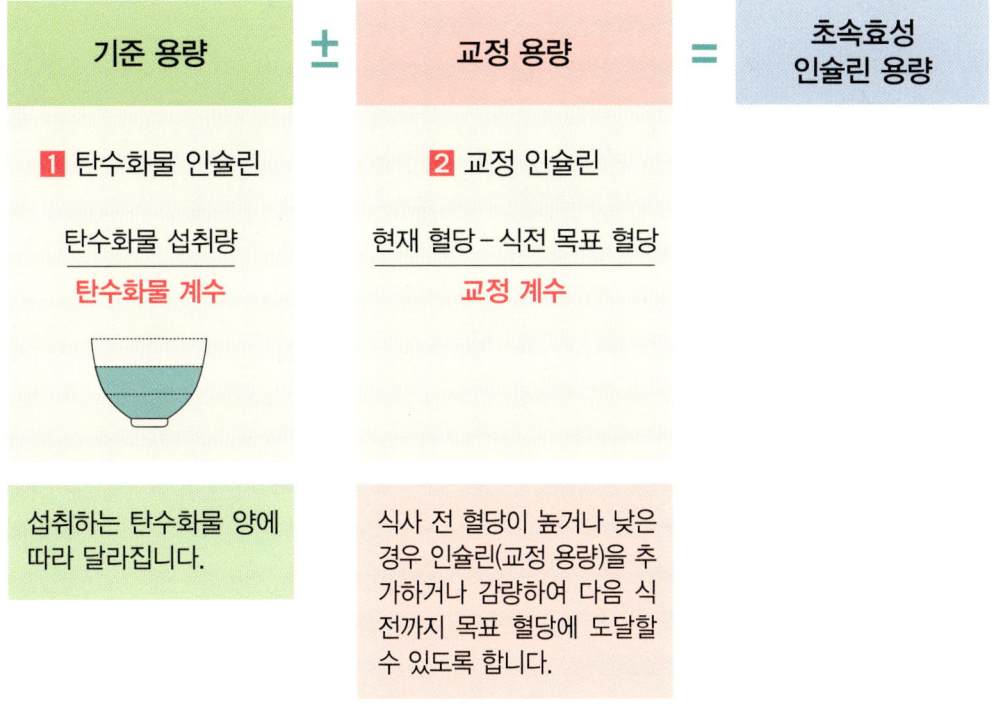

★ 탄수화물 계수
 : 초속효성 인슐린 1단위가 조절할 수 있는 탄수화물의 양(g)

★ 교정 계수
 : 초속효성 인슐린 1단위로 4~5시간 동안 떨어지는 혈당 수치값

필요한 경우 인슐린 치료하기

1단계: 적절한 식사 기준 용량 찾기

❶ **자신의 전형적인 식사를 일정한 양으로(예: 밥 2/3공기) 먹으면서 인슐린 기준 용량 찾기**

: 다음 식사 전 혈당(식후 4시간 혈당)이 식사 시작 시 혈당과의 차이가 **30 mg/dL 이내**에 도달하는 용량을 찾습니다.

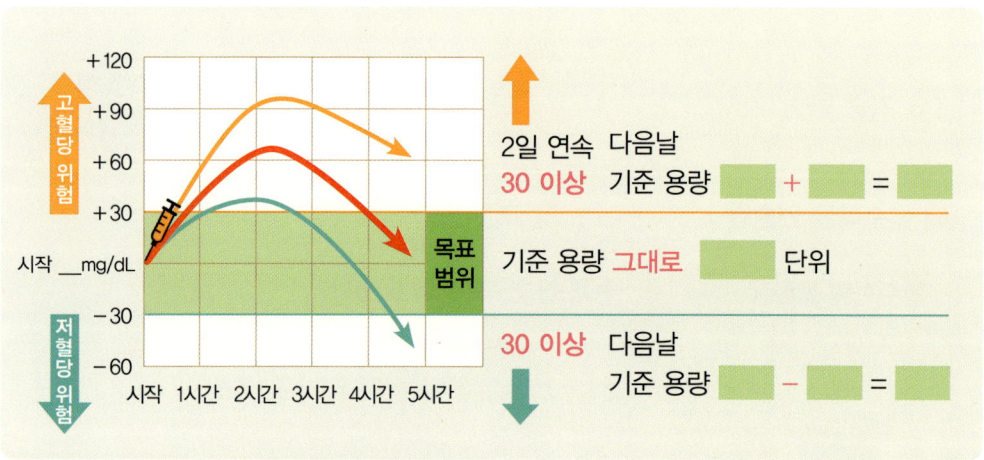

- 다음 식사 전 혈당(식후 4시간 혈당)이 식사 시작 시 혈당보다 **30 mg/dL 이상 낮으면** 기준 용량을 **감량**합니다(탄수화물 계수 증량 필요).

$$과다한\ 인슐린\ 용량 = \frac{식후\ 4시간\ 혈당 - 식전\ 혈당}{교정\ 계수}$$

- 다음 식사 전 혈당(식후 4시간 혈당)이 식사 시작 시 혈당보다 **30 mg/dL 이상 높으면** 기준 용량을 **증량**합니다(탄수화물 계수 감량 필요).

$$부족한\ 인슐린\ 용량 = \frac{식후\ 4시간\ 혈당 - 식전\ 혈당}{교정\ 계수}$$

필요한 경우 인슐린 치료하기

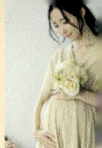

❷ 식사량에 따라 기준 용량에서 가감하기

식품 자체의 무게가 아닌 탄수화물 함유량(g)

탄수화물 섭취량만큼 감량 ← 나의 일반적 식사량 (기준 용량) → 탄수화물 섭취량만큼 증량

나의 탄수화물 계수 = 초속효성 인슐린 1단위가 탄수화물 _____ g 조절

_____ 단위   _____ 단위   _____ 단위   _____ 단위

	탄수화물 23 g	탄수화물 46 g	탄수화물 70 g	탄수화물 100 g
밥과 빵	즉석밥 1/3	즉석밥 2/3(소형 1개)	즉석밥 1개(표준형 1개)	즉석밥 1.5개(대형 1개)
	식빵 1쪽	식빵 2쪽	식빵 3쪽	큰 그릇에 담긴 면류 칼국수(95~120 g) 자장면(90~130 g) 냉면(65~119 g) 스파게티(75~95 g) 팬피자 라지 사이즈 2조각(~90 g) 라면(70~80 g)
그 외 곡류군/ 외식 음식	감자 1개 고구마 1/2개 옥수수 1/2개	감자 2개 고구마 1개 옥수수 1개	감자 3개 고구마 1.5개 옥수수 1.5개	

과일	탄수화물 12 g		우유	탄수화물 10 g
	(오므린 손바닥 위에 올라오는 크기)	사과 중 1/3개		우유 200 mL (작은 1컵)

★ 개별 음식의 탄수화물 함유량 구하기: 영양성분표시에 있는 탄수화물 부분의 숫자를 이용하거나 식품의약품안전처의 '**식품영양성분 통합 데이터베이스**'를 검색

필요한 경우 인슐린 치료하기

탄수화물 계수를 이용하여 초속효성 인슐린 용량을 가감하세요!
자신의 평소 식사량보다 많거나 적은 양의 탄수화물이 함유된 식사를 하는 경우, 탄수화물 계수를 이용하여 초속효성 인슐린의 기준 용량을 다음과 같이 가감하여 사용합니다.

예: 탄수화물 계수 12 g/1단위

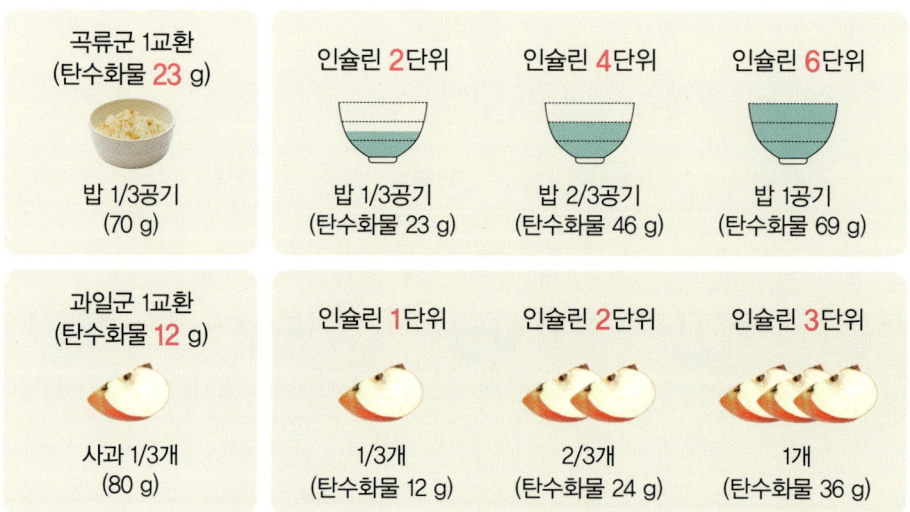

'볼러스 계산기'가 내장된 인슐린 펌프나 커넥티드 인슐린 펜을 사용하는 경우, 위의 방법으로 파악한 **초속효성 인슐린 1단위가 조절할 수 있는 탄수화물의 양(탄수화물 계수)**을 입력하면, 식사 전에 그 식사 때 섭취할 탄수화물의 양을 입력하여 자동으로 식전의 초속효성 인슐린 용량을 계산할 수 있습니다. 보통 350~450을 자신의 하루 인슐린 총 용량으로 나눈 값과 유사합니다. 아직 위의 방법으로 탄수화물 계수를 파악하지 못했다면 아래의 공식을 사용할 수 있습니다.

$$\text{초기 탄수화물 계산법} = \frac{5.7 \times \text{체중(kg)}}{\text{1일 총 인슐린 용량}}$$

- 인슐린 1단위가 탄수화물 ___ g 조절
- 초기 **탄수화물 계수** ___ g/1단위

필요한 경우 인슐린 치료하기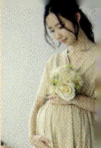

2단계: 교정 용량 사용하기

식전 혈당이 목표 범위를 벗어난 경우 이를 교정하기 위한 교정 용량을 사용해야 합니다. 식전에 이미 목표 혈당보다 **높아져** 있다면 기준 용량만 사용해서는 다음 식사 전까지 고혈당이 지속될 것이므로, 상승되어 있는 혈당을 교정하기 위한 교정 용량을 **추가**로 투여하고, 식전에 기준 혈당보다 **낮아져** 있다면 교정 용량만큼 **줄여서** 투여합니다.

$$\text{초기 교정 계수 계산법} = \frac{1800}{\text{1일 총 인슐린 용량}}$$

- 인슐린 1단위가 혈당 _____ mg/dL 조절
- 초기 교정 계수 [   ] mg/dL

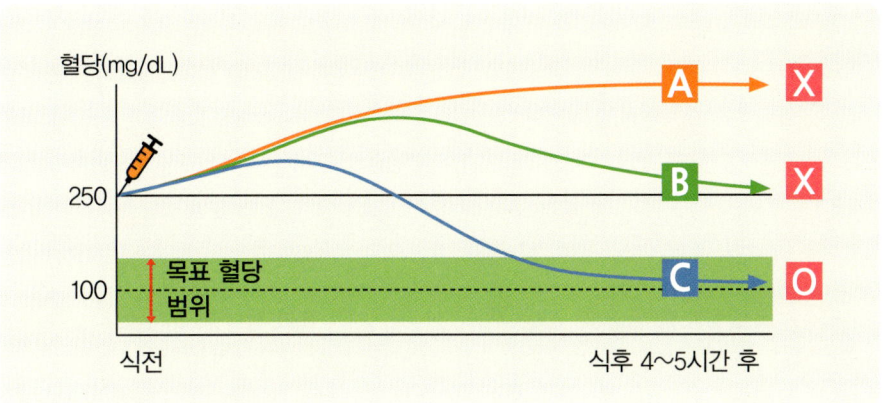

A 기준 용량이 부족한 경우
B 기준 용량은 적절하나 교정 용량이 필요한 경우
C 기준 용량 + 교정 용량을 적절히 사용한 경우(다음 식전 혈당이 목표 범위 도달)

필요한 경우 인슐린 치료하기

교정 용량의 적절성 평가 방법

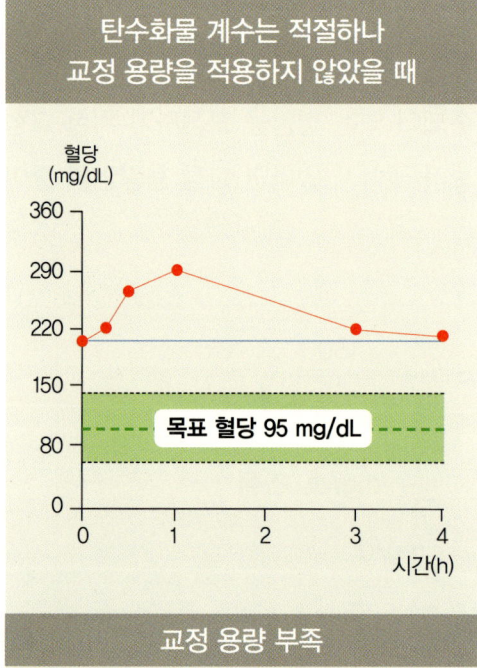

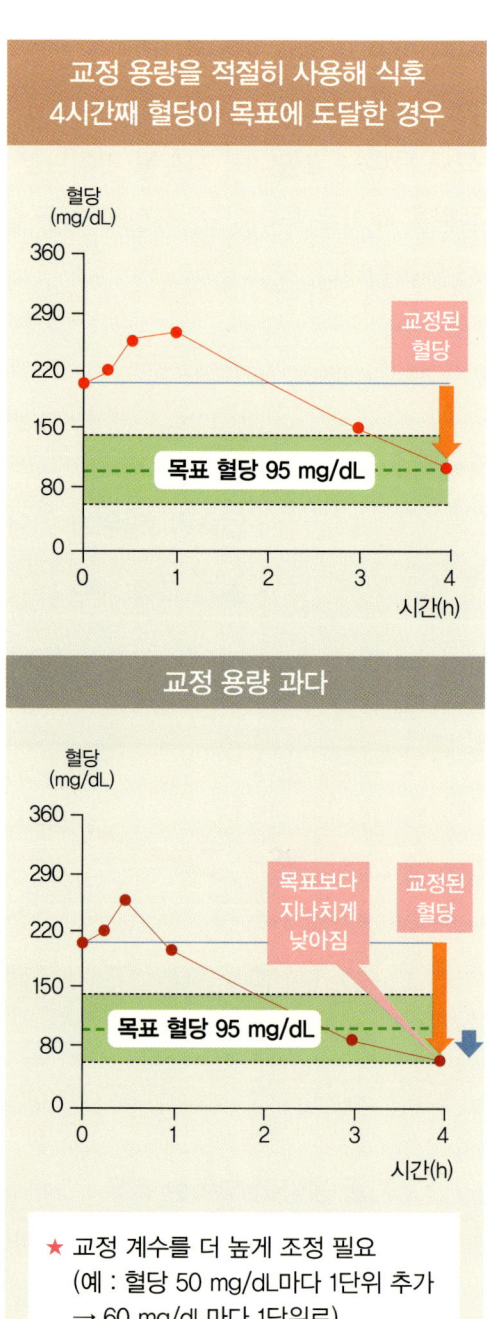

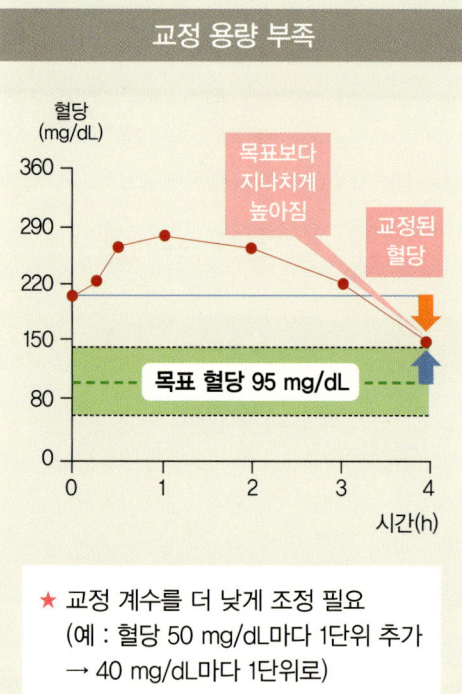

필요한 경우 인슐린 치료하기

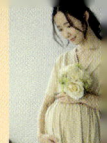

3단계: 초속효성 인슐린 용량 조정의 실제

탄수화물 계수 _____ g/1단위	교정 계수: 혈당 _____ mg/1단위
기준 용량 _____ 단위	목표 혈당 95 mg/dL

기준 용량 (탄수화물 볼러스) ± 교정 용량 (교정 볼러스) = 초속효성 인슐린 용량

밥 1/3공기 (탄수화물 23 g) 또는 식빵 1쪽 (탄수화물 23 g) → 기준 용량 _____ 단위

- 식전 혈당 < ___ mg/dL ___ 단위 감량 → 총 _____ 단위
- 식전 혈당 > ___ mg/dL 1단위 추가 → 총 _____ 단위

밥 1/2공기 (탄수화물 35 g) 또는 식빵 1쪽 반 (탄수화물 35 g) → 기준 용량 _____ 단위

- 식전 혈당 > ___ mg/dL 2단위 추가 → 총 _____ 단위

밥 2/3공기 (탄수화물 46 g) 또는 식빵 2쪽 (탄수화물 46 g) → 기준 용량 _____ 단위

- 식전 혈당 > ___ mg/dL 3단위 추가 → 총 _____ 단위
- 식전 혈당 > ___ mg/dL 4단위 추가 → 총 _____ 단위

필요한 경우 인슐린 치료하기

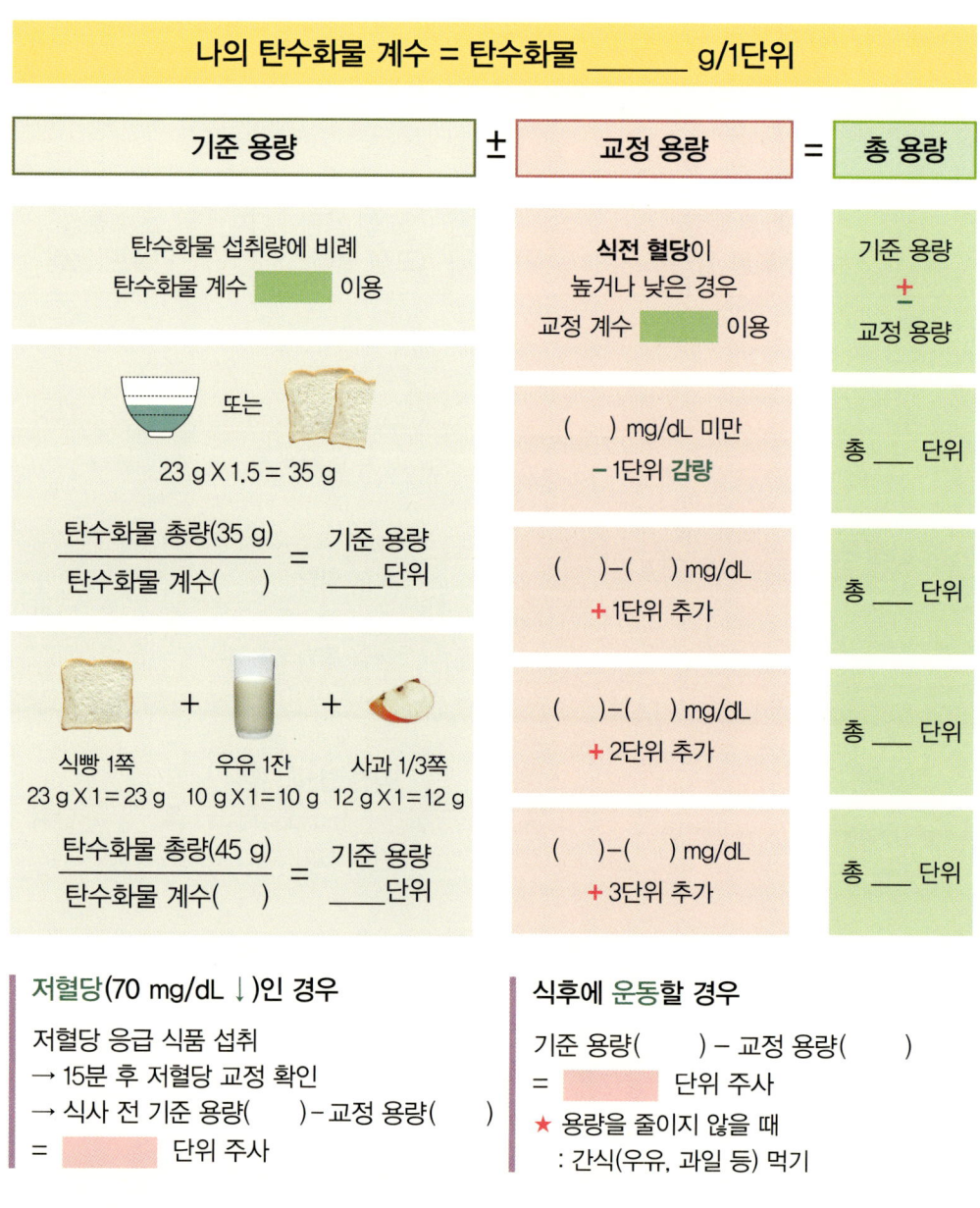

필요한 경우 인슐린 치료하기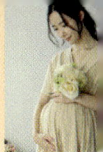

3. 중간형 인슐린과 혼합형 인슐린 용량 조절 방법

중간형 인슐린(휴물린 엔)과 중간형이 포함된 혼합형 인슐린(노보믹스, 휴마로그믹스)의 경우, 장시간형 인슐린과는 달리, 아침 공복 혈당이 아닌 주사 후 반나절 후의 혈당 수치를 보고 용량 조절을 합니다. 즉 전날 저녁 혈당을 보고 아침에 맞는 인슐린 용량을, 그날 아침 혈당을 보고 저녁에 맞는 인슐린 용량을 조절합니다.

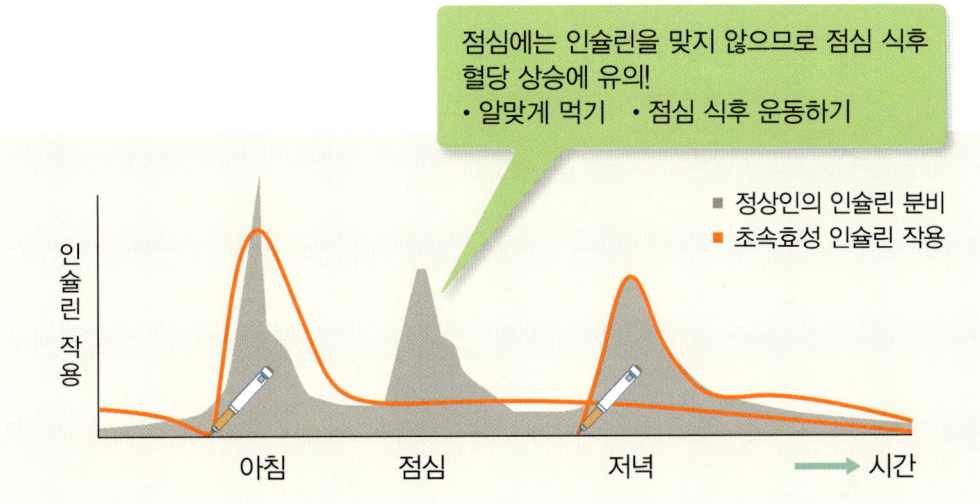

- 아침 혈당이 높은 경우 같은 날 저녁 때 맞는 인슐린을, 저녁 혈당이 높은 경우 다음 날 아침에 맞는 인슐린을 10% 정도씩 증량합니다.
- 아침 혈당이 낮은 경우 같은 날 저녁 때 맞는 인슐린을, 저녁 혈당이 낮은 경우 다음 날 아침에 맞는 인슐린을 10% 정도씩 감량합니다.
- 이러한 방법의 조정이 어려운 경우 다른 용법으로의 변경을 의료진과 상의합니다.

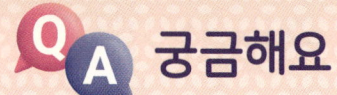 궁금해요

Q 다음의 혈당 수치와 인슐린 주사 투여 용량을 참고하였을 때 1월 2일에 맞는 인슐린 용량을 어떻게 해야 할까요?

	아침 식전	점심 식전	저녁 식전
1월 1일	150		180
휴물린 엔 노보믹스/휴마로그믹스	**20단위**		10단위
1월 2일	140		130
휴물린 엔 노보믹스/휴마로그믹스	20+2=　단위		10+2=　단위
1월 3일	90		110
휴물린 엔 노보믹스/휴마로그믹스	22+2=24단위		12+0=12단위

1월 1일 저녁 식전 혈당(180)이 목표 혈당(70~95)보다 높았기 때문에, 1월 2일 아침에는 전날 아침에 맞은 20단위보다 2단위(혹은 10%) 증량하여 22단위를 주사합니다.

1월 1일 아침 식전 혈당(140)이 목표 혈당(70~95)보다 높았기 때문에, 1월 2일 저녁에는 전날 저녁에 맞은 10단위보다 2단위(혹은 10%) 증량하여 12단위를 주사합니다.

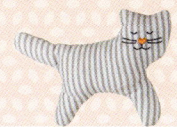

Q 저혈당의 원인은 무엇입니까?

A 저혈당은 임신부에게 불편감을 주고, 저혈당이 심한 경우에는 위험할 수 있습니다. 임신 중의 저혈당은 혈당이 60 mg/dL 이하인 경우로 정의합니다.
_____ 님의 저혈당의 원인이 있다면 V표하고 개선하도록 합니다.

☐ 평소보다 식사량이 적었다.
☐ 평소보다 간식량이 적었다.(특히 취침 전 간식이 적었다.)
☐ 오심 또는 구토가 심하였다.
☐ 활동량 또는 운동량이 많았다.
☐ 인슐린 용량을 많이 주사하였다.

Q 저혈당 증상은?

A 공복감, 떨림, 식은 땀, 두근거림, 불안함, 어지러움, 창백함 등

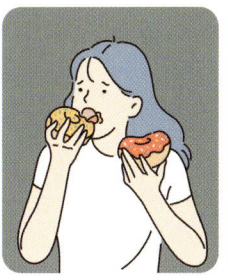 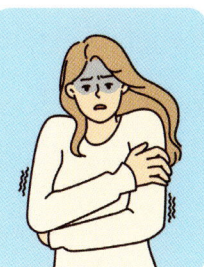 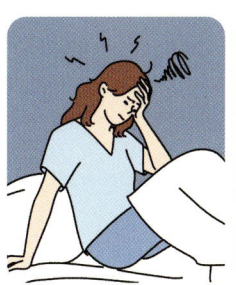 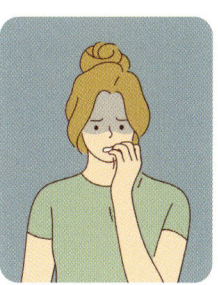

공복감　　　　떨림　　　　어지러움　　　　창백함

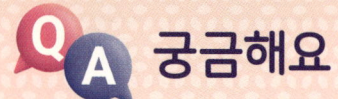 궁금해요

Q 저혈당 발생시 대처는 어떻게 하나요?

A 혈당을 측정한 후 다음과 같이 대처합니다.

- 혈당이 63 mg/dL 이하면 소화 흡수가 빨라 혈당이 급격히 상승하는 단순 당질 15~20 g을 섭취합니다.
- 단순 당질 15 g을 섭취하면 15분 후에 혈당을 약 45~60 mg/dL 정도 올리므로 알맞게 섭취하여 고혈당이 되지 않도록 합니다. 지방이 포함된 초콜렛, 아이스크림 등은 혈당을 천천히 올리므로 적합하지 않습니다.

저혈당 응급 식품의 예 : 단순 당질 15~20 g 함유 식품

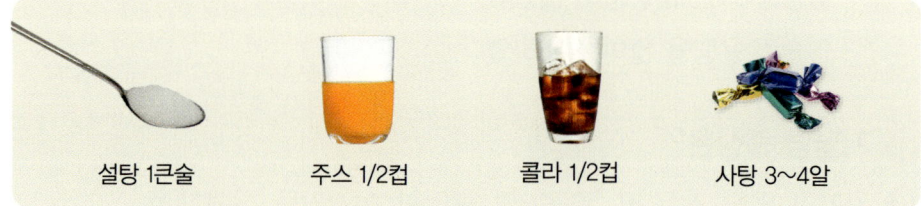

- 15분 동안 조용하고 편안하게 휴식을 취합니다.
- 단순 당질 섭취 15분에 다시 혈당측정을 합니다. 혈당이 여전히 60 mg/dL 미만이면 한 번 더 저혈당 응급 식품을 섭취 합니다.
- 만약 1시간 내에 식사를 할 수 없을 경우에는 간식(탄수화물 15 g + 단백질 7 g)을 섭취합니다.

간식의 예 : 우유 1컵 + 과일군 1/2 교환단위

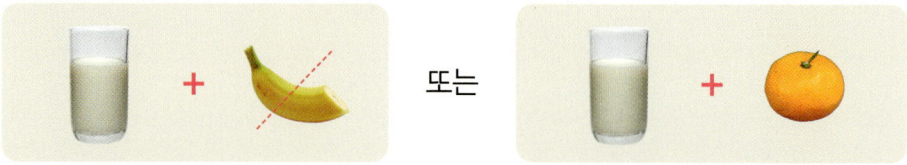

- 심각한 저혈당으로 의식이 없는 경우 음식물 섭취는 기도 흡인 위험이 있으므로 119로 연락하여 즉시 응급실로 가야 합니다.

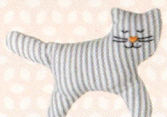
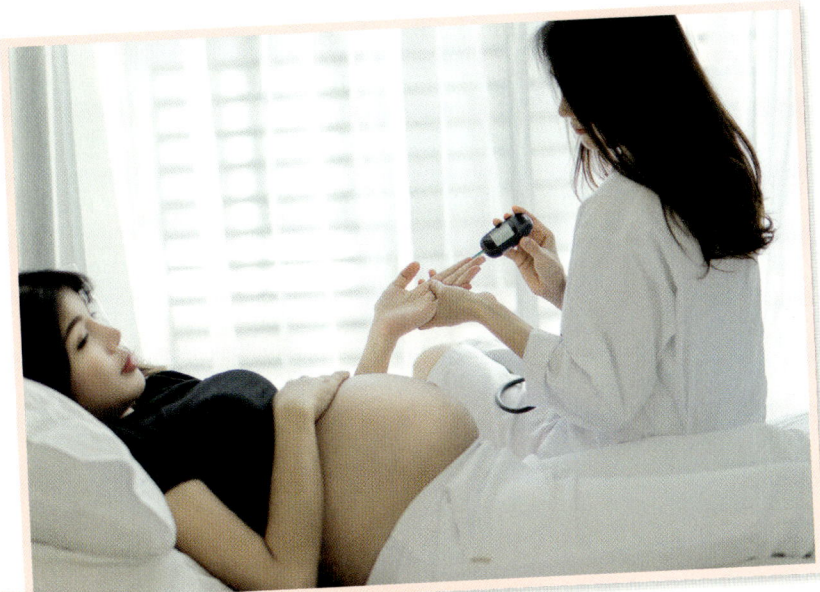
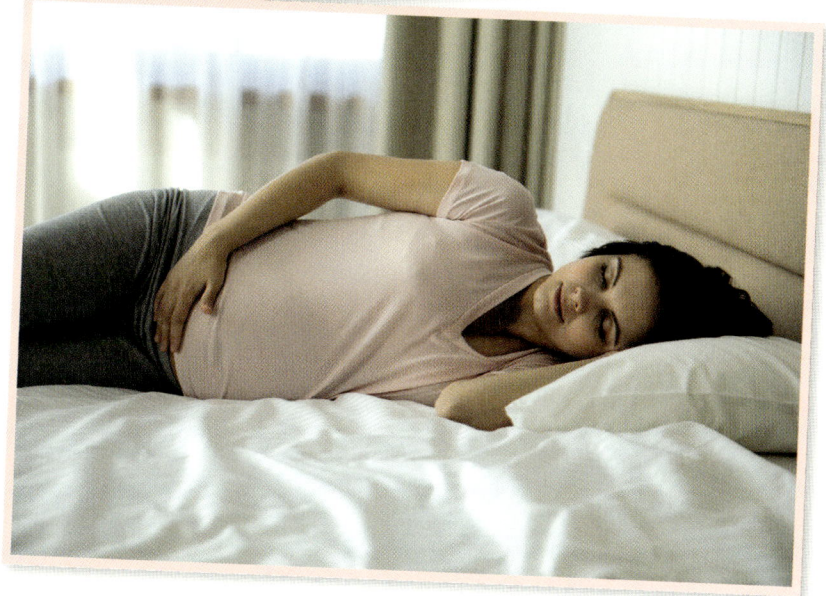

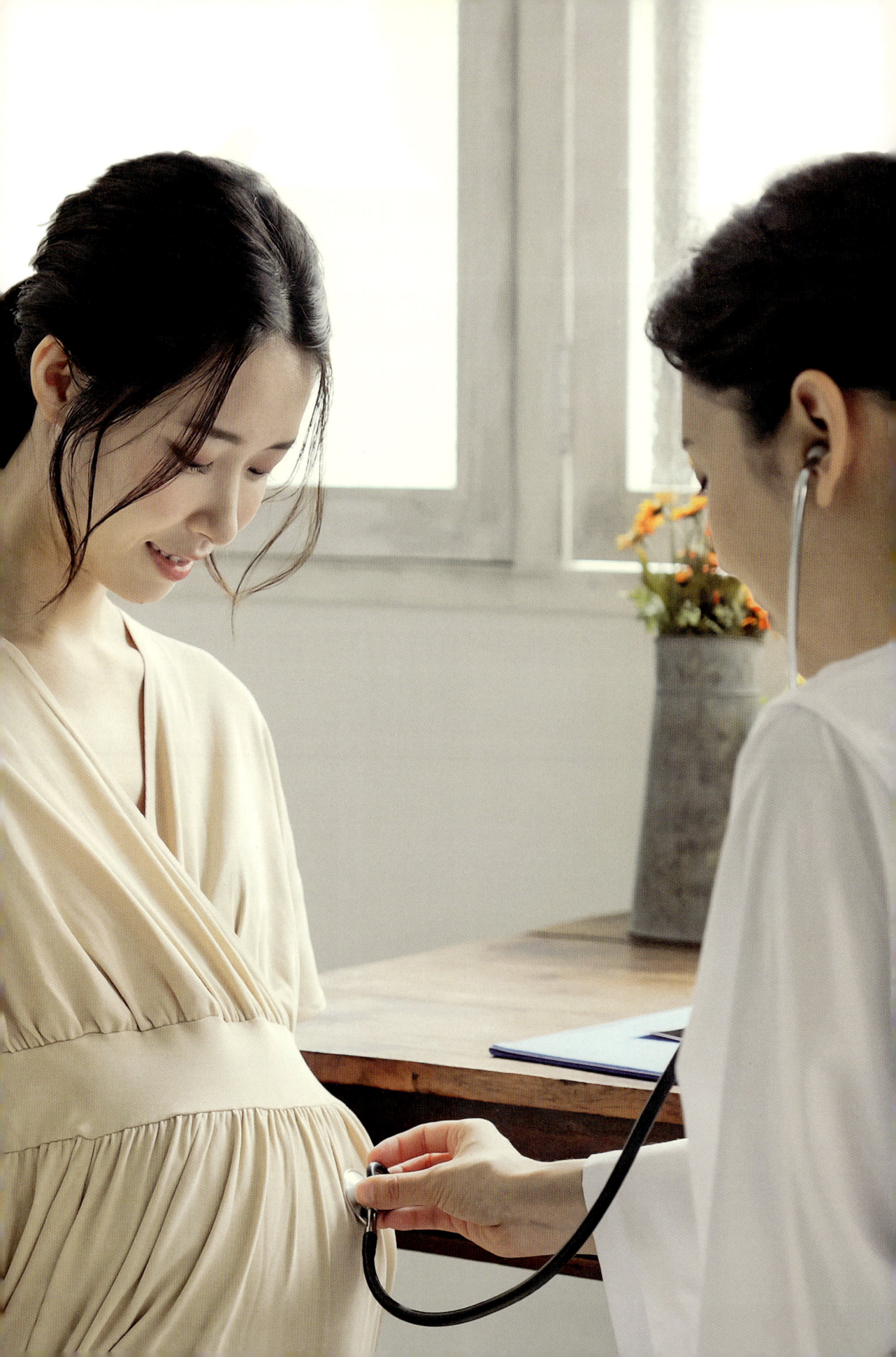

정기검진받기

분만을 앞둔 모든 임신부의 걱정은 "과연 내 아이가 건강하게 태어날까?" 하는 것입니다. 특히 임신당뇨병이 동반된 경우에는 아기의 상태에서 대해서 더욱 신경이 쓰이게 되는 것이 사실입니다.

사실 임신당뇨병만으로는 태아 이상의 위험도가 일반적 빈도인 2~3% 보다 의미 있게 증가하지 않습니다. 다만, 임신 전부터 당뇨가 존재하였지만 임신 중 처음 발견된 경우이거나 진성 당뇨인 경우에는 임신 1삼분기 당화혈색소의 수치에 따라서 태아의 심장 또는 신장 등의 이상이 증가할 수 있습니다.

임신 1삼분기의 당화혈색소의 수치에 따른 주요 태아 기형의 빈도[1]

당화혈색소(HbA1c)	주요 태아 기형의 빈도
<6%	3%
6.0~6.9%	5%
7.0~7.9%	7%
8.0~8.9%	7%
9.0~9.9%	11%

임신당뇨병 자체로 정기 검진의 내용 즉, 산전 검사 및 태아 감시 방법이 달라지지 않습니다. 다만 검사의 시행 시기가 앞당겨 시행될 수 있고 태아의 성장 및 혈당의 조절 여부에 따라서 검사를 자주 시행할 수도 있습니다. 임신 중 시행하는 산전 태아 감시 방법의 종류에는 다음과 같은 방법이 있습니다.

참고 문헌 1. Martin RB, Duryea EL, Ambia A, et al. Congenital Malformation Risk According to Hemoglobin A1c Values in a Contemporary Cohort with Pregestational Diabetes. Am J Perinatol. 2021;38(12):1217-1222.

정기검진받기

- **초음파 검사**

초음파는 X-ray와는 다르게 방사능 노출이 없으므로 태아에게 안전한 검사입니다. 초음파 검사를 통하여 임신 시기별로 태아가 정상적으로 잘 성장하는 지 확인할 수 있습니다. 주로 태아 머리 크기, 복부 둘레, 대퇴골의 길이 측정을 통하여 태아의 체중을 예상하게 되며 특히 태아의 복부 둘레가 태아의 성장과의 상관 관계가 높은 것으로 되어 있습니다.

예를 들어 임신 30주 이후의 초음파에서 태아의 복부 둘레가 정상 태아의 75백분율을 초과하면서 혈당이 조절이 되지 않은 경우 인슐린 치료를 통한 철저한 혈당관리가 필요합니다. 분만 전 초음파 검사로 태아의 예상 체중을 측정하고 이를, 분만 방법(유도 분만 또는 제왕절개)을 결정하는데 참고할 수 있습니다. 그러나 초음파로 측정한 예상 체중은 어디까지 예측 치이며 실제의 체중과 차이가 날 수 있으며 약 10~15%까지 오차 범위가 있을 수 있습니다.

초음파 검사를 통하여 태아의 여러가지 움직임을 파악하는 검사를 생물리학적 검사(biophysical profile)라고 하며 인슐린을 사용하는 경우에는 임신 32주부터 시행할 수 있으나 조절이 잘 되는 경우에는 검사를 언제부터 어느 정도의 간격으로 시행할 지에 대해서는 정해진 바가 없습니다.

- **비수축검사(Nonstress test)**

비수축검사는 2개의 탐촉자를 이용하여 태아 심박동수 및 자궁수축을 확인하는 검사입니다. 비수축 검사는 태아의 산혈증이나 신경학적 이상이 없는 경우 태아의 움직임과 더불어 태아 심박동수가 일시적으로 상승한다는 것을 전제로 하는 검사로 태아의 심박동 증감과 같은 반응성은 태아의 자율신경계가 정상적으로 작동하고 있다는 좋은 지표입니다. 비수축검사도 초음파 검사를 통한 생물리학적 검사와 마찬가지로 주로 임신 32주 이후 시행하나 혈당 조절이 불량하거나, 태아 발육 지연이 동반된 경우에는 더 이른 주수부터 시행할 수도 있습니다.

정기검진받기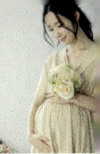

• **태동의 평가**

산모가 직접 태아의 움직임을 확인하는 방법입니다. 위의 생물리학적 검사 또는 비수축검사는 객관적인 지표인 반면 태동의 평가는 주관적인 부분이 있고 또한 평가하는 방법에 대해서는 아직 일치된 견해가 없습니다. 흔히 사용되는 방법은 산모가 옆으로 누운 자세에서 2시간 동안 태동의 횟수를 측정하여 10회 이상의 태동을 인지하면 정상으로 간주하는 것입니다(the count to ten method). 임신부가 느끼기에 현저히 태동이 감소하는 경우에는 병원에 방문하는 것이 권장됩니다.

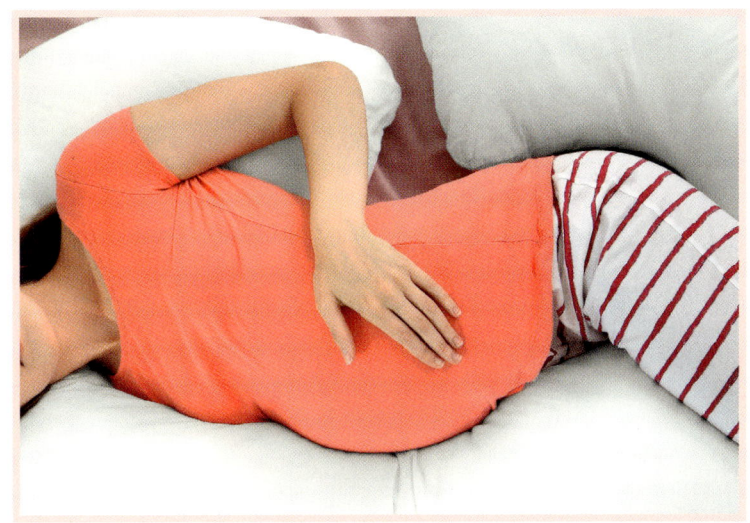

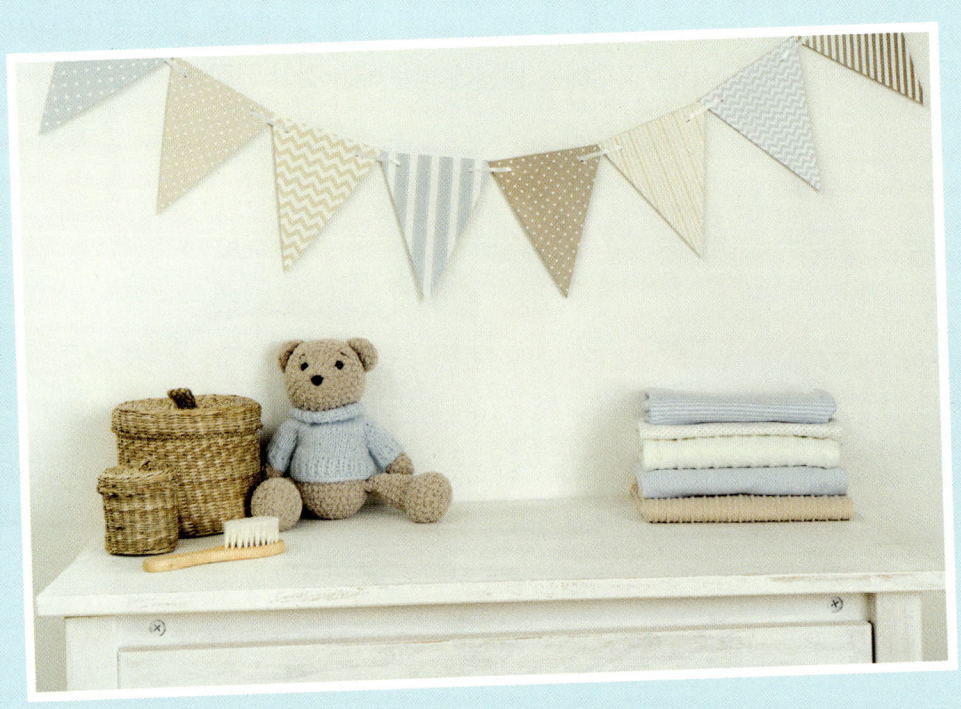

CHAPTER 4

분만 및 분만 후 관리는 어떻게 하나요?

분만을 무사히 끝냈다 하더라도 이후 건강관리에 소홀해지면 추후 당뇨병이 생길 가능성이 높아집니다.
분만 후 체중 관리를 잘하게 되면 추후 산모의 당뇨병 예방에 큰 도움이 되며 모유 수유는 체중 관리뿐 아니라 산모와 태아에게 여러가지 좋은 점이 많습니다. 육아로 힘든 일상이 시작 되겠지만 임신당뇨병 관리로 인해 생긴 좋은 생활습관들을 꾸준히 유지한다면 더욱 건강하고 활기찬 삶을 누릴 수 있습니다.

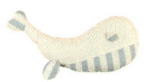

분만 · 분만 후 관리 · 모유 수유 · 분만 후 당뇨병 예방하기
다음 임신을 위한 Tip

분만

1 분만 시기

일반적으로 식사와 운동으로 혈당 조절이 잘 되면서 태아의 예상 체중이 적절한 경우에는 임신당뇨병만으로 분만 시기를 앞당기지 않고 39주 이후 분만을 고려합니다. 그러나, 다음과 같은 경우는 이보다 더 일찍 유도 분만을 고려할 수 있습니다.

- 조절이 잘 되지 않은 임신당뇨병
- 인슐린을 사용하는 임신당뇨병
- 초음파에서 태아의 예상 체중이 큰 경우
- 다른 합병증이 동반된 경우(임신중독증 등 혈압 상승, 양수 감소증)

2 분만 방법

임신당뇨병 자체가 제왕절개수술의 적응증이 되지는 않습니다. 혈당 조절이 잘 되고 아기가 크지 않은 경우는 질식 분만을 시도하는 것이 일반적입니다. 그러나, 아기의 예상 체중이 매우 커서 견갑 난산 등 기타 합병증이 우려되는 상황에서는 제왕절개수술을 선택할 수도 있습니다. (참고로 미국산부인과학회에서는 태아의 예상 체중이 4.5 kg 이상인 경우 제왕절개수술을 권한 바 있으나, 이 기준을 우리나라 산모에게 바로 적용하기는 어려운 점이 있고 국내 연구가 필요합니다.)

분만 후 관리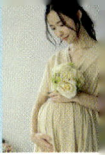

출산 직후에는 태반이 떨어지면서 인슐린 요구량이 급격히 감소하여 혈당이 떨어지는 경우가 대부분입니다. 또한 분만 직후에는 일반적으로 임신 시기와 같은 엄격한 혈당 관리가 필요하지 않습니다.

분만 후 당뇨병 평가

임신당뇨병이 있었던 모든 산모에게 분만 후 4~12주 사이에 75 g 경구 당부하검사가 권장되며 검사 결과에 따른 관리 요령은 다음과 같습니다.

임신당뇨병의 분만 후 75 g 경구 당부하검사 결과에 따른 관리

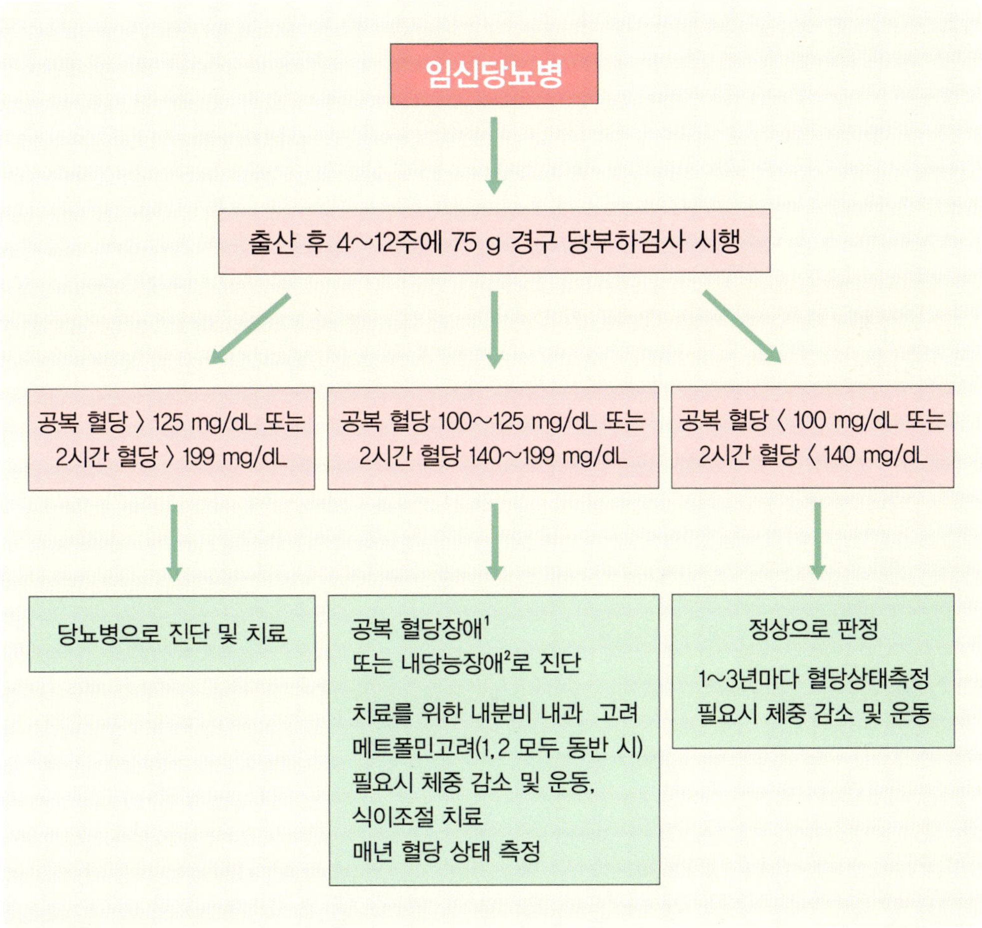

```
                    임신당뇨병
                       ↓
          출산 후 4~12주에 75 g 경구 당부하검사 시행
           ↓              ↓              ↓
  공복 혈당 > 125 mg/dL   공복 혈당 100~125 mg/dL   공복 혈당 < 100 mg/dL
  또는 2시간 혈당          또는 2시간 혈당            또는 2시간 혈당
  > 199 mg/dL            140~199 mg/dL             < 140 mg/dL
       ↓                     ↓                        ↓
  당뇨병으로          공복 혈당장애[1]             정상으로 판정
  진단 및 치료       또는 내당능장애[2]로 진단    1~3년마다 혈당상태측정
                    치료를 위한 내분비 내과 고려   필요시 체중 감소 및 운동
                    메트폴민고려(1,2 모두 동반 시)
                    필요시 체중 감소 및 운동,
                    식이조절 치료
                    매년 혈당 상태 측정
```

모유 수유

세계보건기구에서는 영아의 건강한 성장과 발달을 위해 출생 후 6개월 동안은 모유만 먹이고, 그 이후로도 2년 이상 보충식과 함께 모유 수유를 지속할 것을 권고하고 있습니다.

임신당뇨병 산모의 경우에도 출산 후 모유 수유를 하면 아기와 엄마의 건강에 다음과 같은 많은 이점이 있으므로 모유 수유를 적극적으로 권장합니다. 단, 과도한 당분이 모유로 가는 것을 막기 위해 혈당을 정상 범위 내로 유지하는 것이 필수입니다. 따라서 혈당이 높은 경우에는 인슐린 치료를 하면서 모유 수유를 해야 합니다. 모유 수유는 한정된 시기에만 허락된 아기에게 줄 수 있는 엄마의 '최고의 선물'임을 기억하고 모유 수유를 실천해 봅시다.

모유 수유의 장점

소아의 이점	엄마의 이점
• 1형당뇨병 발생 위험 낮춤 • 비만 예방 • 알레르기 예방 및 면역 강화 • 풍부한 타우린 및 DHA ⋯▶ 지능과 신경계 발달 도움 • 추후 소아비만과 당뇨병을 포함한 성인병 예방	• 자궁 회복을 빠르게 도와줌 • 체지방 분해 및 체중 감소에 도움 (하루 약 900 kcal 소모) • 추후 대사증후군 및 당뇨병 예방 • 유방암, 난소암, 자궁 내막암 등의 예방 • 자연피임가능

모유 수유

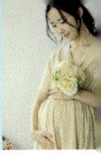

성공적인 모유 수유를 위한 TIP

- ☑ 출산 후 한 시간 이내에 아기와의 접촉이 중요합니다.
- ☑ 최소 2~3시간마다 한 번에 20~30분 정도 하루에 8~10회 수유합니다. 자주 수유하고 충분히 비워 주어야 젖양도 늘고 유방 울혈도 예방됩니다.
- ☑ 양쪽 젖을 번갈아 빨리는 것이 좋습니다. 양쪽 젖을 번갈아 가며 물려야 지속적으로 젖이 분비되어 젖의 양도 고르게 유지됩니다.
- ☑ 가능하면 모유 수유만 합니다.
  고무 젖꼭지는 쉽게 우유가 나와 아기는 엄마 젖을 거부할 수 있으므로, 특히 처음 한 달 동안은 가능한 모유만 먹입니다.
- ☑ 밤중에도 정기적으로 수유해야 유방 울혈을 예방 할 수 있습니다.
- ☑ 권장하는 식사량을 유지하고 충분한 수분 섭취를 해야 합니다.
- ☑ 수유기 동안에 술과 담배는 금지입니다.
- ☑ 커피, 초콜릿, 홍차 등 카페인 함량이 높은 식품의 섭취를 자제해야 합니다.
- ☑ 가능하면 출산 전 병원이나 보건소, 산모 교실 등에서 모유 수유에 대한 강의를 듣고 준비하도록 합니다.

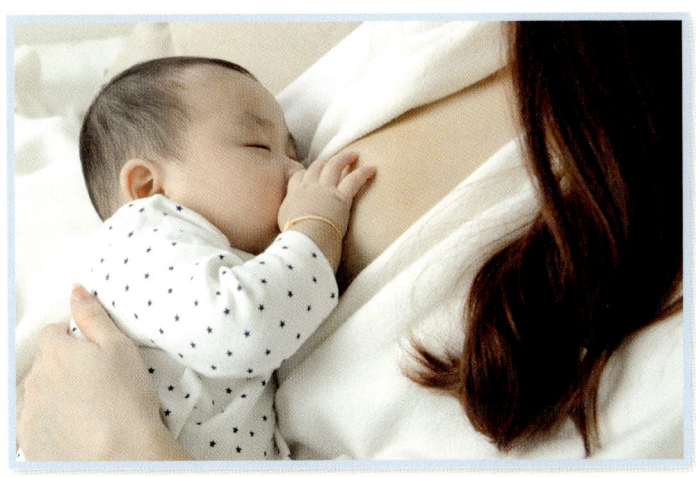

모유 수유

모유 수유 시 식사요법

분만 후에는 대부분 혈당이 정상화 되지만 연령이 증가하면서 당뇨병으로의 이환율은 증가하며, 임신당뇨병의 과거력이 있는 경우 10년 이내 2형당뇨병으로 진단될 위험성이 7배 증가된다는 보고도 있으므로 출산 후의 관리도 중요합니다.

임신 전 과체중이나 비만한 경우 또는 임신기간 중 권장 체중 이상으로 체중이 증가한 경우 체중 감량이 권장됩니다.

분만 후의 식사권장량은 모유 수유 여부에 따라 달라집니다. 모유 수유는 출산 후 회복 촉진과 체중 감량에 효과적이고 혈당 조절에도 도움이 되는데 30분간 수유 시 50~100 mg/dL 의 혈당이 낮아진다고 합니다.

모유 수유시에는 모유 수유량과 활동량에 따라 추가되는 식사량이 결정되며, 일부는 식사에서 추가하고, 나머지는 체내의 지방을 이용하도록 합니다.

모유 수유를 하지 못하는 경우에는 표준 체중에 도달할 수 있도록 필요량을 산정하며, 비만도가 심할 경우 필요량을 줄이도록 합니다.

적절한 체중, 수유 방법, 연령, 운동량을 고려하여 한달에 0.5~1 kg 가량의 체중 감소가 이루어지도록 식사량을 조정합니다.

★ 모유 수유 시 1일 필요 에너지 (kcal/일)
  = 표준 체중 × 25~30 kcal(활동량에 따른 계수) + 모유 수유로 인한 추가 에너지

• 모유 수유 중단 후의 1일 필요 에너지 (kcal/일)
  = 표준 체중 × 활동량에 따른 계수

모유 수유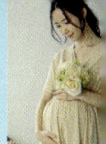

에너지 필요량 산정 후 아래 표를 참조해서 식사량을 계획할 수 있으며, 개인의 평소 식습관을 고려해 식품군별 조정이 가능하지만 영양적으로 치우치지 않도록 조절하며 좋은 식사 패턴을 유지합니다.

에너지 별 식품군 교환단위수 배분의 예

에너지 (kcal)	곡류군	어육류군		채소군	지방군	우유군	과일군
		저지방	중지방				
1,200	5	1	3	6	3	1	1
1,300	6	1	3	6	3	1	1
1,400	7	1	3	6	3	1	1
1,500	7	2	3	7	4	1	1
1,600	8	2	3	7	4	1	1
1,700	8	2	3	7	4	1	2
1,800	8	2	3	7	4	2	2
1,900	9	2	3	7	4	2	2
2,000	10	2	3	7	4	2	2
2,100	10	2	4	7	4	2	2

※ 나의 하루 필요 에너지에 따른 식품군별 교환단위수를 적어보세요.

에너지 (kcal)	곡류군	어육류군	채소군	지방군	우유군	과일군

CHAPTER 4 모유 수유

수유 시의 식사 계획 예: 2000칼로리 하루 식사량

식품군	하루 총 교환단위수	아침	점심	저녁
곡류군	10	3단위 1공기(210 g)	3단위 1공기(210 g)	4단위 1과 1/3공기(280 g)
어육류군	5	1토막	2토막	2토막
채소군	7	2~3접시	2~3접시	2~3접시
지방군	4	1	1.5	1.5
우유군	2	저지방 우유 1개 또는 달지 않은 두유 1개	저지방 우유 1개 또는 달지 않은 두유 1개	
과일군	2	토마토 소 2개	사과 중 1/3개	

모유 수유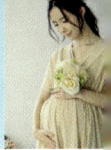

수유 중단 후의 식사 계획 예: 1600칼로리 하루 식사량

식품군	하루 총 교환단위수	아침	점심	저녁
곡류군	8	2단위 2/3공기(140 g)	3단위 1공기(210 g)	3단위 1공기(210 g)
어육류군	5	1토막	2토막	2토막
채소군	7	2~3접시	2~3접시	2~3접시
지방군	4	1	1.5	1.5
우유군	1	저지방 우유 1개 또는 달지 않은 두유 1개		
과일군	1			사과 중 1/3개

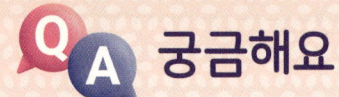 궁금해요

Q 모유 수유 중에 인슐린이나 경구 혈당강하제를 투약을 할 수 있는지요?

A 혈당이 높은 상태에서 모유 수유를 하게 되면 혈액의 과도한 당분이 모유로 이동하여 아기의 과체중을 초래할 수 있습니다. 인슐린 주사는 아기에게 안전성이 입증 되었으므로 인슐린 주사를 하는 경우에도 얼마든지 모유 수유를 할 수 있습니다. 단 출산 이후에는 인슐린 저항성이 감소하고 모유 수유 시 30분간의 모유 수유로 대략 50~100 mg/dL의 혈당이 감소할 수 있기 때문에 혈당 검사를 통해 인슐린 용량을 대폭 줄여야 할 수 있습니다. 또한 경구 혈당강하제 중 메트폴민 계열의 약은 모유 수유 시 안전성이 입증되었기 때문에 의사와 상의하여 사용할 수 있습니다.

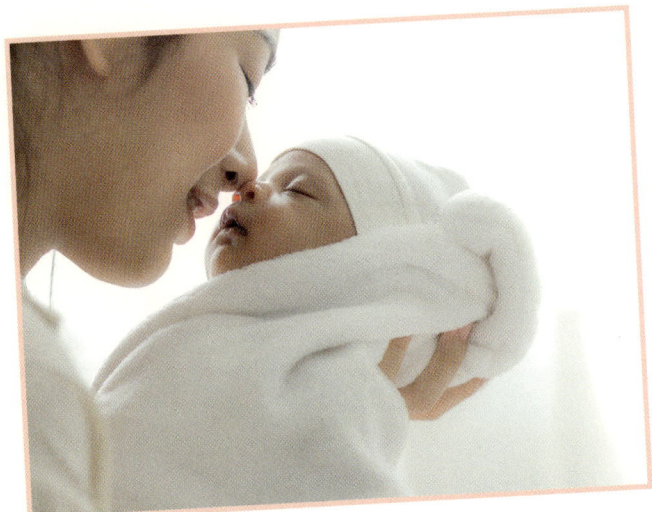

분만 후 당뇨병 예방하기

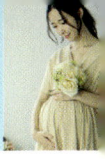

임신당뇨병 임신부는 출산 후 대부분 혈당이 정상으로 돌아오지만 연령이 증가하면서 당뇨병으로의 이환율은 증가하며, 임신당뇨병의 과거력이 있는 경우 10년 이내 제 2형당뇨병으로 진단될 위험성이 7배 증가된다고 보고되고 있으며, 약 5~15년 후 40~60%(국내 통계는 약 44%)가 제 2형당뇨병으로 이환 된다고 합니다.

특히 임신당뇨병이 임신 초기에 진단되었거나 임신 중 인슐린 치료를 받은 경우, 산모의 나이가 고령이거나 당뇨병의 가족력이 있고 비만한 경우에는 당뇨병으로 진행 될 가능성이 매우 높으므로 분만 후 당뇨병 예방에 특히 주의를 기울여야 합니다.

1 분만 후 당뇨병에 대한 정기검진 하기

분만 후 4~12주에 75 g의 경구 당부하검사를 받습니다. 만약 정상이라면 3년에 한 번 정도는 추가적으로 검사를 실시하는 것이 좋습니다. 경구 당부하검사를 정기적으로 할 수 없다면 매년 공복 혈당 또는 당화혈색소검사(HbA1c)를 실시하여 당뇨병에 대한 평가를 해 보는 것이 바람직하겠습니다.

당뇨병 진단 기준

공복 혈당	당화혈색소	진단
126 mg/dL 이상	6.5% 이상	당뇨병
100~125 mg/dL	5.7%~6.4%	당뇨병 전단계
100 mg/dL 미만	5.7% 미만	정상

분만 후 당뇨병 예방하기

2 체중조절 하기

분만 후 임신 전 체중으로 복귀하는 것은 당뇨병을 예방하기 위해 무엇보다 중요합니다. 분만 후 3개월 안에 임신 전 체중으로 복귀하는 것이 가장 바람직하며 이를 위해서는 모유 수유(p.144 참조)가 매우 효과적인 방법이라는 것은 잘 알려져 있습니다. 그러나 모유량을 늘리기 위해 지나치게 칼로리를 섭취하는 것은 오히려 체중을 늘리는 요인이 되므로 주의 하도록 합니다. 또한 자궁이 완전 회복되는 분만 후 6주부터는 가벼운 운동을 시작하고 출산 3개월까지 체중 감량이 적절히 이루어지지 않는다면 운동강도를 높여 칼로리를 소모해야 합니다.

3 당뇨병 예방에 좋은 생활습관 유지하기

좋은 생활습관을 실천함으로써 당뇨병을 예방할 수 있습니다.

- 식습관

- ☑ 혈당을 급격히 올리는 단순당 섭취는 가능한 피하도록 합니다.
- ☑ 식사는 하루 3끼, 골고루 알맞게 먹습니다.
- ☑ 야채류, 해조류, 버섯류와 같은 섬유소는 혈당을 천천히 올리게 하므로 매끼 충분히 섭취합니다.
- ☑ 단순당(설탕, 꿀, 잼, 요구르트, 아이스크림, 탄산음료 등)은 피합니다.
- ☑ 간식은 식후 2시간 30분~3시간에 과일군 또는 우유군으로 알맞게 먹습니다.
- ☑ 아침 식사는 9시 이전에 합니다.
- ☑ 식사는 천천히 꼭꼭 씹어 20분 이상 먹도록 합니다.
- ☑ 너무 배고픈 상태에서 식사를 하면 과식을 하게 될 뿐 아니라 식후 혈당이 급격히 상승하므로 5~6시간 간격으로 제때 식사를 하는 것이 좋습니다.

분만 후 당뇨병 예방하기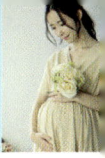

- 운동습관

☑ 주 5회 이상 식후 1시간에 30분 이상의 유산소 운동(걷기, 수영, 자전거, 에어로빅 등)을 실시 합니다.

☑ 주 3회 이상 20분 정도의 근력운동(아령, 세라 밴드)을 꾸준히 합니다. 최근 국내 연구에서는 근육량이 많은 산모들에게서 추후 당뇨병 전 단계 및 당뇨병 발생이 유의하게 적었다는 보고가 있습니다.

☑ 일상생활에서 활동량을 늘리도록 합니다.
  예: 계단 이용하기, 집안일 많이 하기, 걸어서 장보러 가기

- 생활습관

☑ 주 1~2회 체중을 측정하고, 표준 체중을 유지합니다.

☑ 잠은 12시 이전에 자고, 충분한 수면을 취합니다.

☑ 독감, 감기 등의 예방접종을 합니다.

☑ 치과검진을 일 년에 1~2회 받고, 하루에 한 번 정도 치실을 이용합니다.

☑ 정기검진을 받아 건강함을 확인합니다.

☑ 항상 긍정적이고, 즐겁게 생활합니다.

다음 임신을 위한 TIP

- **임신당뇨병**

  임신당뇨병 여성이 다음 임신 시에 다시 임신당뇨병을 진단 받을 확률은 약 45~50%이며, 많게는 70%까지로 보고 되고 있습니다. 그러므로 다음 임신을 준비한다면 평소 꾸준한 생활습관 관리를 통해 당뇨병의 발생을 예방하고 임신 계획 전 또는 임신 초기부터 병원 방문 시 혈당을 측정 해보는 것이 바람직합니다.

- **당뇨병이 있는 여성**

  당뇨병이 있는 여성이 임신을 계획한다면 여러가지 고려해야 할 점이 많습니다. 특히 신체의 주요기관이 형성되는 임신 초기(5주~8주)의 고혈당은 자연유산이나 선천성 기형의 위험을 높이게 됩니다. 뿐만 아니라 산과적 합병증의 위험도 같이 증가하게 됩니다. 특히, 당뇨병의 합병증이 이미 있는 경우라면 임신이 당뇨병의 합병증을 악화시키는 원인이 될 수 있으므로 의료진과 충분히 상의하여 임신여부를 결정해야 할 것입니다. 그러므로 당뇨병이 있는 여성에게 있어 다음 임신은 반드시 철저한 계획임신이어야 합니다.

- **임신 전 혈당 조절 목표**

공복 혈당	식후 최고 혈당	당화혈색소
70~110 mg/dL	70~140 mg/dL	저혈당 없이 6.5% 미만

⋯▶ 혈당 조절이 잘 되지 않는다면 목표 혈당에 도달 할 때까지 피임하도록 합니다.

다음 임신을 위한 TIP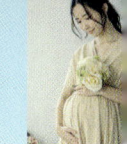

- 복용중인 약물을 확인하여 임신, 수유 중에도 안전한 약으로 변경합니다. 인슐린은 태아에 대한 안전성이 입증 되었기 때문에 경구 당뇨병약을 복용하고 있는 경우에는 인슐린으로 미리 변경 해야 합니다.
  고혈압약을 복용하는 경우에도 태아에게 안전한 제제로 변경해야 하며 고지혈증 약은 잠시 중단해야 합니다. 또한 태아에게 영향을 미칠만한 약을 복용하고 있지 않은지 의료진과 상의합니다.

- 합병증에 대한 검진을 실시합니다.
  특히, 신장합병증과 망막증은 임신 중에 악화될 수 있기때문에 안저검사, 신장 기능검사 등 합병증에 대한 세밀한 관찰이 필요합니다. 다음의 경우는 임신의 예후가 좋지 않기 때문에 임신을 권하지 않습니다.

> ★ **임신의 상대적 금기증**
> - 혈중 크레아티닌이 2 mg/dL 이상으로 신장합병증이 악화 된 경우
> - 증식성 망막증이 있는 경우
> - 허혈성 심장 질환, 심부전이 있는 경우
> - 자율신경계 합병증인 위부전마비가 있는 경우

- 자궁에 문제가 있는지를 알아보기 위해 초음파 및 부인과 검진을 미리 실시하도록 합니다.
- 특히 태아의 신경관 결손을 예방하는 데 도움을 줄 수 있는 엽산을 미리 챙겨 먹습니다.

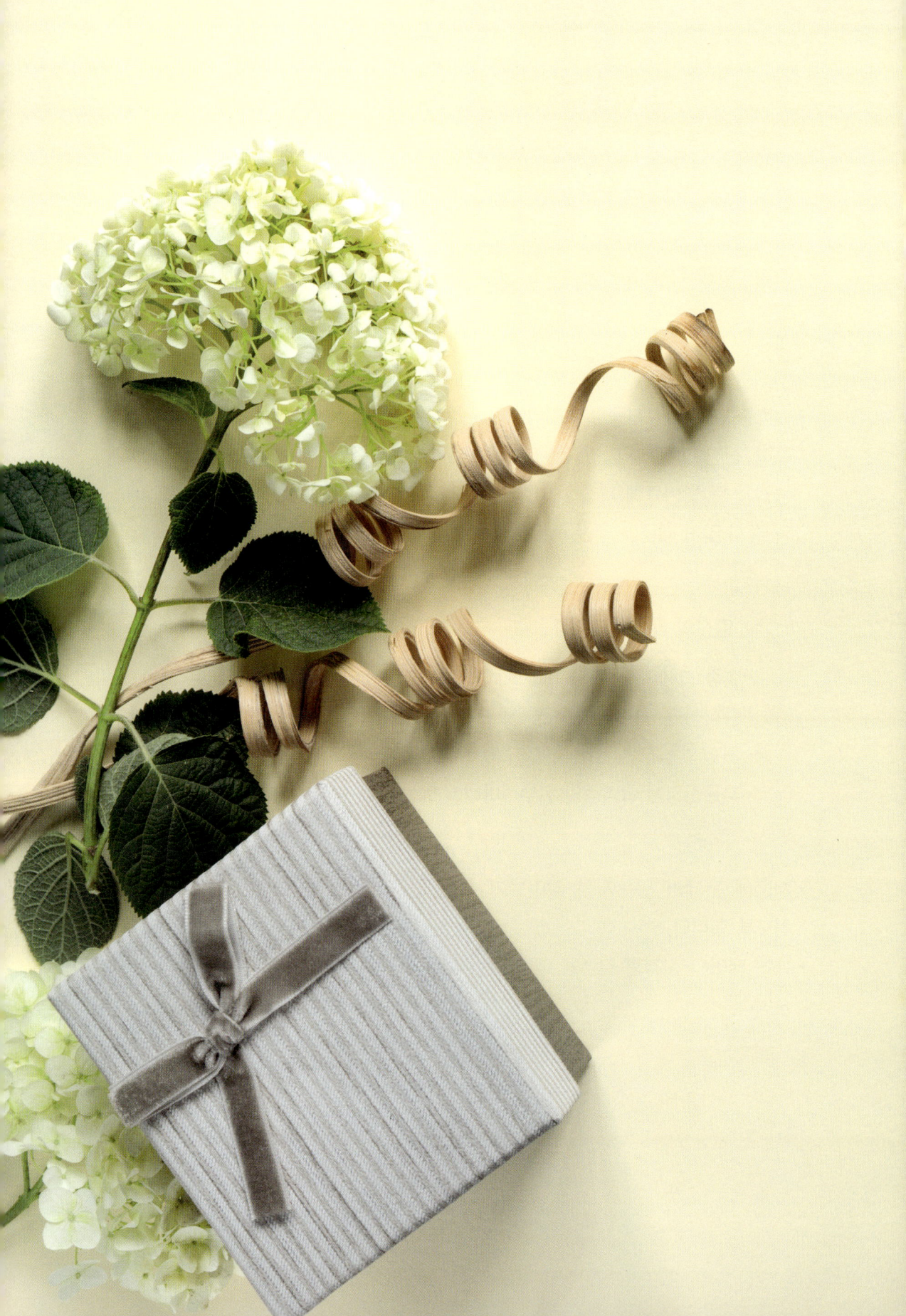

별첨 1

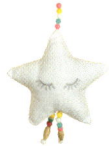

임신부를 위한 사회복지 혜택(2023년 기준)

별첨: 임신부를 위한 사회복지 혜택

임신부를 위한 사회복지 혜택(2023년 기준)

임신 중 당뇨병 환자 소모성 재료 구입비 지원

지원 대상

임신 중 당뇨병 환자로 소모성 재료 처방전을 받은 자
(국민건강보험공단에 별도 등록 신청 없이 가능)

지원 내용

- 지원 품목
  혈당측정 검사지, 채혈침, 인슐린 주사기, 인슐린 주사바늘, 인슐린펌프용 주사기, 인슐린펌프용 주사바늘 중 필요한 물품

- 기준 금액

대상자	인슐린 투여자	인슐린 미투여자
지원금	2,500원/일	1,300원/일

  - 기준금액 이내로 구입한 경우: 구입 금액의 90% 환급
  - 기준금액 초과하여 구입한 경우: 기준 금액의 90% 환급

신청 방법

진료 시 당뇨병환자 소모성 재료 처방전 발행 ⋯▶ 물품 구매 ⋯▶ 국민건강보험공단 홈페이지에서 요양비 청구 및 구비서류(당뇨병환자 소모성 재료 처방전, 세금 계산서 등)제출 ⋯▶ 금액 수령

문의
- 국민건강보험공단(☎ 1577-1000)

별첨: 임신부를 위한 사회복지 혜택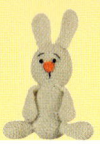

임신출산 진료비 지원

지원 대상

임신확인서로 임신이 확인된 임신부 및 출생일로부터 2세 미만의 자녀

지원 내용

임신, 출산 임산부의 진료비 및 2세 미만 영유아의 진료비 등 100만원
(다태아 임산부 140만원, 분만 취약지역 20만원 추가 지원)

신청 방법

- 복지로(www.bokjiro.go.kr) 통한 온라인 신청
- 건강보험 대상자: 카드사 온라인 신청 또는 건강보험공단지사 방문 신청
- 의료급여 대상자: 거주지 읍면동 주민센터 신청

문의

- 국민건강보험공단(☎ 1577-1000)   - 거주지 읍면동 주민센터

※ 참고: 임신/출산 진료비 추가금 지급 대상 지역(분만 취약지역)

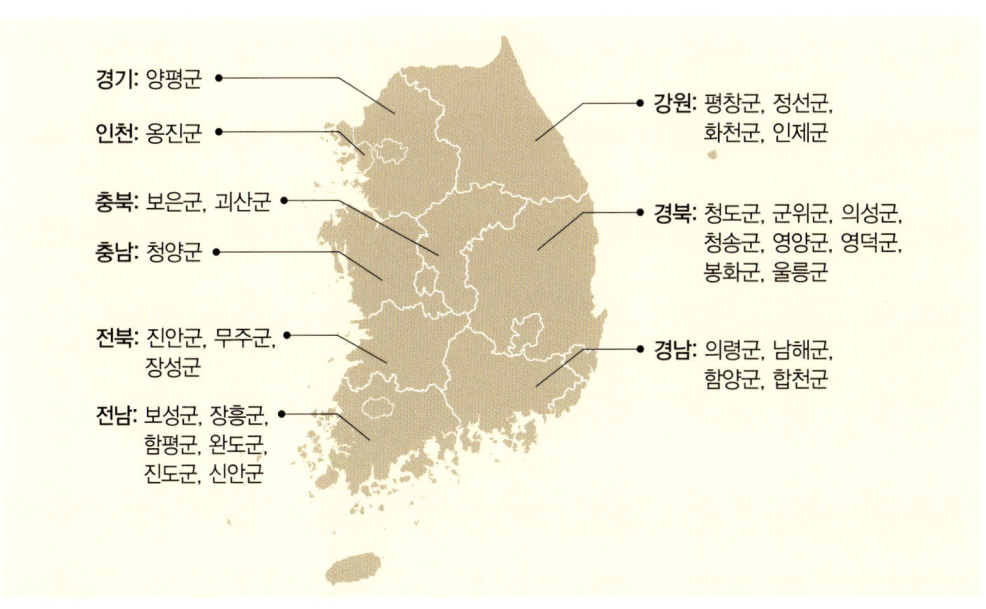

- 경기: 양평군
- 인천: 옹진군
- 충북: 보은군, 괴산군
- 충남: 청양군
- 전북: 진안군, 무주군, 장성군
- 전남: 보성군, 장흥군, 함평군, 완도군, 진도군, 신안군
- 강원: 평창군, 정선군, 화천군, 인제군
- 경북: 청도군, 군위군, 의성군, 청송군, 영양군, 영덕군, 봉화군, 울릉군
- 경남: 의령군, 남해군, 함양군, 합천군

별첨: 임신부를 위한 사회복지 혜택

고위험 임신부 의료비 지원

지원 대상
- 소득기준: 기준중위소득 180% 이하 가구의 구성원인 임신부
- 질환기준: 조기진통, 양수과다증, 당뇨병 등 19대 고위험 임신질환으로 진단 받고 입원치료 받은 임신부

지원 내용
- 입원치료비의 급여 중 전액본인부담금 및 비급여 진료비의 90%를 지원
  (병실 입원료 및 환자 특식은 제외, 1인당 300만원 한도)

신청 방법
분만일로부터 6개월 이내에 구비서류(진단서, 주민등록등본, 건강보험료 납부확인서, 통장사본 등)를 첨부하여 주소지 관할 보건소로 방문 신청

문의
- 거주지 관할 보건소, 보건복지콜센터(국번없이 129)

별첨: 임신부를 위한 사회복지 혜택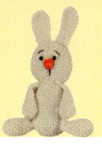

산모 · 신생아 건강관리 지원사업

지원 대상
- 수급자, 차상위 계층에 해당하는 가정
- 건강보험료 본인부담금 합산액이 기준중위소득 150% 이하 금액에 해당하는 출산 가정
※ 예외 지원 가능 해당자: 희귀 질환 · 중증 난치질환 산모, 장애인 산모 또는 장애 신생아, 쌍생아 이상 출산 가정, 둘째아 이상 출산 산모, 결혼이민 산모, 분만 취약지 산모 등
※ 지자체별 지원 기준 상이

지원 내용
- 출산일로부터 60일 이내 산모 · 신생아 관리사의 가정방문 서비스 금액 지원
  (단, 지원 유형, 출산 순위, 소득수준, 이용자 선택에 따라 차등 지원함)
- 서비스 가격에서 정부지원금을 뺀 차액을 자부담
※ 산모 · 신생아 관리사의 가정방문 서비스 내용
  : 산모건강관리(유방 관리, 체조 지원 등), 신생아 건강관리(목욕, 수유 지원 등), 산모 식사준비, 산모 · 신생아 세탁물 관리 및 청소 등

신청 방법
- 출산 예정일 40일 전부터 출산일로부터 30일까지
- 거주지 관할 시군구 보건소 신청 또는 복지로(www.bokjiro.go.kr) 통한 온라인신청

문의
- 거주지 관할 보건소

별첨: 임신부를 위한 사회복지 혜택

첫만남 이용권

지원 대상
2022년 1월 1일 이후 출생아로서 출생 신고되어 주민등록번호를 부여 받은 아동

지원 내용
출생 아동 1인당 200만원의 이용권(국민행복카드 포인트)을 지급(아동양육시설 및 및 공동생활가정 보호조치 시 디딤 씨앗통장으로 현금 지급)

신청 방법
거주지 읍면동 주민센터 방문 신청 또는 복지로(www.bokjiro.go.kr), 정부 24(www.gov.kr) 홈페이지를 통한 온라인 신청

문의
- 거주지 읍면동 주민센터

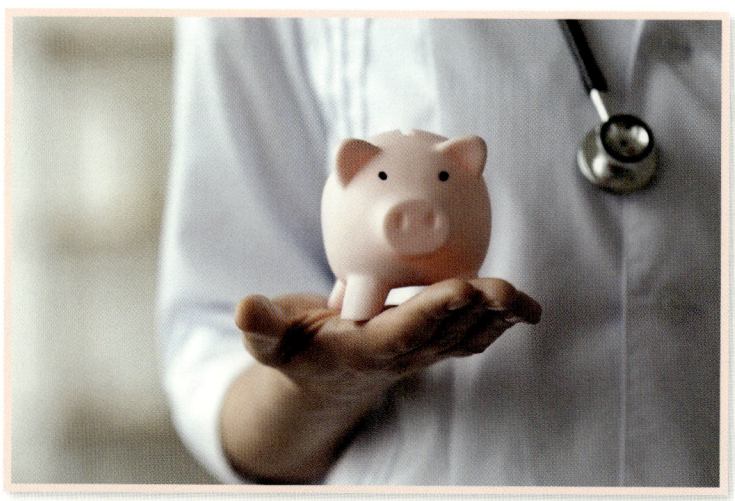

별첨 2

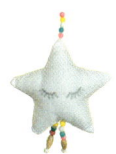

임신당뇨병이 있었던 산모의 임신 결과
(삼성서울병원 연구 결과 소개)

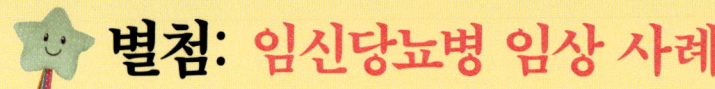

별첨: 임신당뇨병 임상 사례

임신당뇨병이 있었던 산모의 임신 결과(삼성서울병원 연구 결과 소개)

임신당뇨병에서 주요 합병증 발생의 실제 빈도[1]

2006년부터 2015년까지 본원에서 임신당뇨병을 진단 후 당뇨교육 및 혈당 조절을 하고 만삭에 분만한 782명의 산모에서 분만의 결과는 다음과 같았습니다. 아래와 같은 주요 합병증의 발생 빈도는 임신 전 체중이 높을수록, 초음파에서 태아의 복부 둘레가 큰 경우에 증가함을 확인하였습니다.

견갑 난산	0.3%
거대아(4 kg이상)	4.2%
신생아 저혈당	1.9%
신생아 호흡곤란 증후군	0.5%
신생아 중환자실 입원	2.9%

⋯▶ 의미: 적절한 당뇨병 교육 및 혈당 관리가 잘 이루어진 경우 임신당뇨병 관련 주요 합병증의 발생을 상당히 낮출 수 있음을 시사

참고 문헌 1. Kim M, Park J, Kim SH, Kim YM, Yee C, Choi SJ, Oh SY, Roh CR. The trends and risk factors to predict adverse outcomes in gestational diabetes mellitus: a 10-year experience from 2006 to 2015 in a single tertiary center. Obstet Gynecol Sci. 2018 May;61(3):309-318

별첨: 임신당뇨병 임상 사례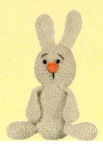

임신당뇨병에서 산모의 체질량지수에 따른 차이에 관한 연구[2]

2006년부터 2015년까지 본원에서 분만한 임신당뇨병 산모 946명에 대한 연구 결과에 의하면 전체의 약 10%는 임신 전 체질량지수가 18.5 kg/m² 미만인 마른 당뇨병이었고, 18.5~23.0 사이의 정상 체중이 48% 정도, 23~25 kg/m² 사이 과체중인 경우가 16%, 25 kg/m² 이상 비만이었던 경우가 22% 였습니다. 산모의 임신 전 체질량지수에 따른 주요 합병증의 발생빈도는 다음과 같았습니다.

	마른 당뇨 (체질량지수 < 18.5 kg/m²)	정상 체중 당뇨병 (체질량지수 18.5~23.0 kg/m²)	과체중 당뇨병 (체질량지수 23.0~25.0 kg/m²)	비만 당뇨병 (체질량지수 ≥ 25.0 kg/m²)
조산율	15.1%	11.4%	17.2%	20.5%
제왕절개수술율	29.1%	40.5%	56.3%	56.7%
임신중독증	3.5%	1.3%	2.0%	6.7%
견갑 난산	0%	0.4%	0%	0.5%
거대아(4 kg이상)	1.2%	2.2%	4.6%	6.2%
신생아 저혈당	0%	2.2%	1.4%	5.4%
신생아 호흡곤란 증후군	1.2 %	2.4%	4.0%	8.1%
신생아 중환자실 입원	10.5%	7.2%	9.9%	14.3%
저체중 신생아	4.7%*	2.4%	0.7%	1.9%

···▶ 의미
- 임신당뇨병에서 대부분의 주요 합병증이 산모의 임신 전 체질량지수가 높을수록 증가함을 확인
- 외국 보다 비만이 동반된 당뇨병의 빈도가 상대적으로 낮음을 확인(본원 22% vs 미국 50.4~65.9%)
- 마른 당뇨병의 경우 임신당뇨병 관련 주요 합병증의 발생 빈도는 낮지만 저체중 신생아의 빈도는 오히려 증가함을 확인 (*) (이는 마른 당뇨병의 경우에는 통상적

별첨: 임신당뇨병 임상 사례

인 엄격한 기준보다 다소 혈당 조절을 완화 시킬 필요가 있음을 시사)

임신당뇨병에서 출산 후 당뇨병 진단에 관한 국내 다기관 연구[3]

2006년부터~2012년까지 본원 및 고려대병원, 연세대병원, 건국대병원 산부인과에서 분만한 임신당뇨병 동반 산모 1,686명을 대상으로 한 다기관 연구 결과 출산 후 75 g 당부하검사를 시행하여 당뇨병으로 진단된 경우가 8%, 내당능 장애가 동반된 경우가 31.5%였음을 확인함

⋯▸ 의미: 출산 후 검진의 필요성 및 장기적인 추적 관리의 필요성 시사

쌍태 임신에서 임신당뇨병의 빈도 및 예후에 대한 연구[4]

쌍태 임신에서 현재 사용하는 임신당뇨병에 대한 진단기준 (Carpenter and Coustan criteria, 2005년 이후 적용)에 따르면 유병율은 9.3%로 과거의 진단 기준 (National Diabetes Data Group criteria, 2005년 이전 적용)에 따른 유병율인 4.0%에 비하여 현저히 증가함

⋯▸ 의미: 쌍태 임산부에서 임신당뇨병의 유병률 확인

참고 문헌 2. Kim M, Hur KY, Choi SJ, Oh SY, Roh CR. Influence of Pre-Pregnancy Underweight Body Mass Index on Fetal Abdominal Circumference, Estimated Weight, and Pregnancy Outcomes in Gestational Diabetes Mellitus. Diabetes Metab J. 2022 May;46(3):499-505.

참고 문헌 3. Shin NR, Yoon SY, Cho GJ, Choi SJ, Kwon HS, Hong SC, Kwon JY, Oh SY. A Korean multicenter study of prenatal risk factors for overt diabetes during the postpartum period after gestational diabetes mellitus. Int J Gynaecol Obstet. 2016 Mar;132(3):342-6.

참고 문헌 4. Kim Y, Hong SY, Kim SY, Kim YM, Sung JH, Choi SJ, Oh SY, Roh CR. Obstetric and neonatal outcomes of gestational diabetes mellitus in twin pregnancies according to changes in its diagnostic criteria from National Diabetes Data Group criteria to Carpenter and Coustan criteria: a retrospective cohort study. BMC Pregnancy Childbirth. 2022 Jan 3;22(1):9.